21세기 현대의학의 새로운 발견

셀레늄Selenium

21세기 현대의학의 새로운 발견 **셀레늄**

1판 1 쇄 | 2005년 12월 20일
2판 1 쇄 | 2008년 10월 15일

편 저 | 韓·獨 생의학 학회
감 수 | 의학박사 양영철

발행인 | 윤 승 천
발행처 | 건강신문사
등록번호 | 제 8-00181호

주소 | 서울특별시 서대문구 홍은3동 400-1
전화 | 305-6077(대표)
팩스 | 305-1436

ISBN 978- 89-6267-010-3 (03510)

정가 | 15,000원

21세기 현대의학의 새로운 발견

셀레늄Selenium

韓·獨 생의학 학회 편저
의학박사 양영철 감수

건강신문사
kkds.co.kr

韓 . 獨 생의학 학회는,

인체의 생명현상과 그 유지를 생리활성 메커니즘 및 분자생물학적 . 생화학적 대사 메커니즘 차원에서 인체를 올바로 이해하려는 목적에 의해 창립되었습니다.

이러한 목적을 위하여 인체의 전문가인 의사 . 한의사 및 물질의 전문가인 약사와 그 밖의 의료 전문인들이 각자의 전문분야에서 상호 협력하고 있습니다.

그리하여 독일 등 의료 선진국의 발달된 생의학프로그램 및 학술 . 임상 정보 등을 공유하고, 인체의 부작용을 최소화 할 수 있는 생약을 의학적으로 활용할 수 있도록 과학적으로 규명된 임상프로그램및 제품들을 연구 발전시킴으로써 기존 현대의학을 기반으로 보완 대체의학적 치료기법 및 생의학적 치료기법 등을 병행한 통합의학적 치료기술의 실행을 최종점으로 삼고 있습니다.

이러한 통합의학의 실행을 통해 암 환자, 중환자 및 만성 생활습관병 환자, 중금속오염 환자에 대한 예방 및 치료를 목적으로 인체의 자연치유 메커니즘을 지원해줌으로써 환자의 치료율을 높이고,환자 삶의 질 또한 향상시킴과 동시에 암사랑 참여연대를 통한 일반시민, 환자 및 그 가족에게 질병의 올바른 이해및 상담활동 등을 전개하고 있습니다.

그럼으로써 국민들의 의료지식을 함양시키고 환자 중심의 의료환경 갖고 국민 보건 건강에 기여함을 목적으로 활동하고 있는 학회입니다.

韓 · 獨 생의학 학회 연혁

2000. 06. 아로마테라피 세미나(광주 · 전남지역 약사 4주간)

2000. 07. 암과 면역영양관리세미나(광주.전남지역 4주간)

2000. 09. 아토피, 천식에 대한 세미나

2001. 10. 암 환자를 위한 면역영양관리

2001. 10. 대한약사회 대강당(서울지역 약사 대상 4주간)

- 독일약사회 대체의학적 임상현황과 21세기 한국 약사의 전망

2002. 06. 물질대사성 질환에 관여하는 생리활성물질들의 생화학적인 메커니즘

2002. 08. 물질대사의 총체적 메커니즘 (광주.전남.북 약사 대상)

2002. 08. 유럽, 독일의 피부비만 관리시스템의 현황과 국내현실

2002. 09. 광명시 약사회관 -물질대사과정과 암과 면역

2000. ~ 민족생활학교 말기암 환자를 위한 세미나

- 매년 분기별 암환자 대상 강연

2003. 05. 안양병원 대강당 - 암환자를 위한 치유세미나

2003. 08. 현대병원 세미나실 - 유방암환자의 재활프로그램

2003. 09. 조선대학교 의과대학병원내 의성관 . 암 환자를 위한 치유세미나

2003. 10. 백범기념관 컨벤션홀 제1회 자연의학 심포지엄(독일의 자연의학의 발달현황)

2003. 11.8. 암사랑참여연대 발족

2003. 11. 韓 · 獨 생의학 아카데미 발족

2004. 02. 1차 韓 · 獨 생의학 아카데미 개최(광주 전남북 지역 4주간)

2004. 02. 2차 韓 · 獨 생의학 아카데미 개최(서울, 경기지역 4주간)

2004. 03. 광주 서구문화 센타 . 유방암 환자의 재활프로그램

2004. 03. 광주기독병원 대강당 . 독일의 암 재활 프로그램 (사후관리 프로그램)

2004. 04. 3차 韓 · 獨 생의학 아카데미 개최(대구 경북지역 4주간)

2004. 05. 여수 제일병원 대강당 . 독일의 암 재활 프로그램 소개

2004. 05. 암환자를 위한 자선음악회(암을 이겨내는 지혜) - 안산 동산교회 본당 / 안산시 후원

2004. 05. 서울교육문화회관 - 한의사 외치학회 세미나

2004. 05. 4차 韓 · 獨 생의학 아카데미 개최(서울 경기지역 4주간) - 경기도 7개시 약사회 주최

2004. 06. 한솔병원 대강당 . 직장암, 대장암의 재활프로그램

2004. 06. 광주기독병원 대강당 . 광주.전남북 암 환자 재활프로그램 세미나

2004. 07. 전라남도 약사회 보수교육

2004. 07. 광주시 남구 약사회 보수교육

2004. 09. 5차 韓 · 獨 생의학 아카데미 (서울 경기지역 5주간)

2004. 11. 제1회 韓 · 獨 생의학 학회 창립 국제 심포지엄 개최

2004. 12. 6차 韓.獨 생의학 아카데미 (대전/충남북 지역 2주간)

2005. 01. 제 1 회 韓 · 獨 생의학 학회 약사분과 심포지엄

2005. 02. 7차 韓.獨 생의학 학회 학술 심포지움 (대구/경남북 지역 2주간)

2005. 05. 8차 韓 · 獨 생의학 학회 학술 심포지움 (부산/경남북 지역 2주간)

2005. 06. 광주 · 전남 유방암 환우회 백일홍 보수교육

2005. 6/7. 9차 韓 · 獨 생의학 학회 학술 심포지움 (수도권지역 2주간)

2005. 07. 대구, 경북지역 보수교육

2005. 08. 수도권 지역 보수교육

2005. 09. 대구 경북지역 보수교육

2005. 9/10. 10차 韓 · 獨 생의학 학회 학술 심포지움 (부산/경남북 지역 4주간)

2005. 10. 경기 수도권 지역 보수교육

2005. 11. 제 2 회 韓 · 獨 생의학 학회 국제 심포지엄

| 차 례 |

3부 세계적 논문에 입각한 아셀렌산염 sodium selenite의 임상적 효능 · 효과

| 서 문 |

'기적의 원소, 푸른 빛의 마법사' 열풍

최근 활성산소의 발암위험과 노화 촉진 등에 대한 부작용이 알려지면서 식품업체들이 항산화제의 중요성을 강조한 식품을 판매하는데 열을 올리고 있다. 게다가 소비자들의 건강에 대한 관심이 높아지면서 건강을 고려하지 않은 제품은 판매가 되지 않고 있는 실정이다.

얼마 전 섭취하는 음식의 종류와 전반적인 영양상태가 인체의 면역력을 강화시키거나 떨어뜨릴 수 있는 것으로 밝혀졌다고 미국의 NBC 방송이 보도한바 있다.

이 방송은 영양학전문지 '임상영양학' 에 발표된 연구보고서를 인용,

단백질 칼로리 섭취량이 면역력 변화에 영향을 미치며 단백질이 결핍된 사람은 여러 종류의 면역세포 숫자가 줄어든다고 말했다. 이 연구보고서는 또 아연, 셀레늄, 비타민B_6가 결핍되어도 면역력이 약화된다고 밝혔다.

최근 미국과 유럽 등 선진국에서 셀레늄(selenium) 열풍이 불고 있다. 셀레늄은"기적의 원소, 푸른 빛의 마법사"등으로도 불리고 있고 노화방지, 암 예방, 면역기능 활성화 등에 효과가 있다고 밝혀졌기 때문이다. 특히 사스(SARS- 중증급성호흡기증후군)의 원인으로 셀레늄의 결핍이 지목되면서 전세계적으로 셀레늄에 대한 관심이 더욱 높아지고 있다. 유럽 등의 선진국에서는 1960년대부터 셀레늄의 항암성을 연구하고 있다.

셀레늄 사용에 긍정적인 학자들은 셀레늄이 몸 안의 유해산소를 없애는 강력한 항산화抗酸化 효소인 글루타치온 페록시다제의 구성 성분이며 면역기능을 높여 암을 예방한다고 주장한다.

한국과학기술원(KAIST) 생물과학과 정안식 교수는 "다량의 셀레늄이 암의 발생과 성장을 억제하는 것으로 여러 역학조사에서 확인됐다"고 밝혔다.

1996년 미국 의학협회지(JAMA)에 따르면 매일 200㎍의 셀레늄 보충제를 4년 6개월간 복용한 사람의 암 발생 위험은 평균 37%가 감소했고, 특히 전립선암은 63%, 대장암은 58%, 폐암 발생 가능성은 46%나 줄어드는 것으로 조사됐다.

셀레늄의 전립선암 예방효과는 그 후로도 확인되었다.

미국에서 3만4천 여명의 남성을 대상으로 한 조사에서 셀레늄 섭취가 부족한 사람의 전립선암 발생률이 그렇지 않은 사람에 비해 3배 이상 높은 것으로 드러났으며, 국제 암 저널 최근호엔 혈중 셀레늄 수치가 높은 사람의 전립선암 발생 위험이 30% 낮았다(4백 여명 대상)는 연구결과가 수록되었다. 또 혈중 셀레늄 농도를 높이면 화학요법(항암제)과 방사선 요법의 부작용이 경감된다는 연구결과도 나왔다.

그러나 반대론자들은 모든 연구에서 셀레늄이 암 발생을 억제하는 것은 아니라고 반박한다.

1982년 당시 암에 걸리지 않은 간호사 6만 여명의 발톱을 수집해 셀레늄 농도를 측정하였고 그 후 1년 반~3년 후 다시 간호사 발톱의 셀레늄 농도가 암 발생에 어떤 영향을 미치는가를 조사했는데 주목할 만한 연관성을 찾아내지 못했기 때문이다.

이러한 상반된 결과는 셀레늄과 암 및 만성질환의 관계에서 더 많은 연구가 필요하다는 것을 시사하는 부분이라고 할 수 있다.

이 책에서는 21세기 새로운 의약분야로 각광받고 있는 셀레늄에 대한 정확하고 심도있는 자료를 통해 셀레늄의 올바른 사용에 대한 방법을 다루고자 한다.

2005년 12월

韓.獨 생의학 학회 편집부

1부

셀레늄이란

(통상적인 개념의 셀레늄)

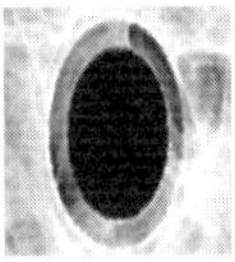
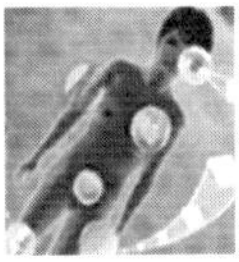
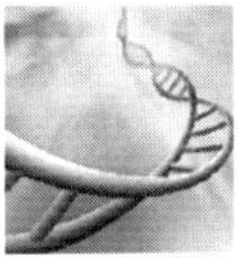

* 셀레늄, 무엇인가
* 인체 내 셀레늄의 기능
* 셀레늄의 임상적 효과

1장

셀레늄이란 무엇인가?

셀레늄(Selenium)은 셀렌이라고도 한다.

이는 원자번호가 34인 산소족 원소의 하나로 1817년 J. J. 베르셀리우스가 연실황산 제조공장의 연실니鉛室泥 속에 있는 적색물질에서 발견해 달을 뜻하는 그리스어 'selene'을 따서 명명한데서 유래됐으며, "기적의 원소, 푸른 빛의 마법사"라고도 불린다.

셀레늄은 지상에 널리 분포하지만 그 양은 극히 적으며, 셀레늄 원소 자체는 독성을 띠지 않지만 화합물이 독성을 띤다. 셀레늄은 독성으로 인해 적당한 사용처를 찾지 못해 오랫동안 철저하게 잊혀진 원소로 존재했었다.

독성에 관한 가장 오래된 기록은 13세기 마르코 폴로의 [동방견문록]에서 찾아볼 수 있고, 1860년에는 사우스다코타 지역에 주둔하던 군대의 군의관이 말에서 셀레늄 중독 증상을 보고한 기록으로 털과 발굽이 빠지는 치명적인 증상이 나타났다고 기록하고 있다.

하지만 1960년대 이후 셀레늄의 결핍과 관련된 연구가 진행되면서 관심을 끌기 시작했다. 1973년에는 셀레늄이 동물 체내에서 항산화작용을 하는 효소인 글루타치온 페록시다제의 필수 구성 성분임이 밝혀졌다. 게다가 인체 내에서 중요한 역할을 하는 여러 가지 단백질의 중요한 활성성분이라는 것이 밝혀지면서 더욱 주목 받기 시작했다.

셀레늄이 항산화제로 알려진 비타민E 보다 2,000배 정도 효과가 있다고 의사들은 말한다. 1978년에는 세계보건기구(WHO)가 셀레늄을 필수 영양소로 규정하고 50~200㎍을 1일 권장량으로 정했다.

특히 1996년, 미국 애리조나 대학의 래리 클라크 박사가 셀레늄 투여로 암발생률이 현저히 낮아지는 것을 임상실험을 통해 증명하면서 셀레늄에 대한 관심은 가히 폭발적으로 늘었다.

현재 미국에서는 셀레늄 복용 '열풍' 이 불고 있다.

미국에서 셀레늄은 알약 형태의 영양 보조제로 판매되고 있는데 지난해 미국에서 판매된 240여개 영양보조제 중 30위를 차지했다.

이뿐 아니라 영국의 일간지 [인디펜던트]가 소개한 "건강한 삶을 위한 30가지 방법" 속에 '셀레늄을 많이 섭취하라' 는 항목이 들어 있다.

이것은 수많은 미네랄을 제치고 셀레늄만이 거명될 정도로 영국에서는 이미 셀레늄이 건강보조제로 완전히 자리잡고 있음을 보여주고 있다.

초기 셀레늄은 주로 남성의 생식능력 그리고 정자의 생성과 구조유지 같은 역할을 하는 것으로 알려졌기 때문에 주로 남성불임증에 사용되었다.

이후 셀레늄은 전립선암, 대장암, 폐암, 간암, 유방암, 췌장암 등의 항암효과와 에이즈 바이러스나 간염 바이러스에 감염된 환자의 질환 진행을 늦춰주는 효과가 있는 것으로 검증되었다. 또 면역기능을 증강시켜 여러 염증 반응을 조절하기도 한다.

◈ 셀레늄 부족은 암 발병의 직접적인 원인이 된다.

암 정복이라는 숙제를 안고 있는 의학계는 그동안 거대 영양소에 초점을 맞춰 연구를 진행해왔으나 이제는 미량원소에 관심을 집중하고 있다.

미량원소란 말 그대로 하루에 수백분의 1g만 먹어도 충분한 극미량의 원소를 가리키는데, 그 대표적인 것이 셀레늄(Se)이라고 불리는 물질이다.

최근 동서양 의학계의 연구에 따르면 체내의 셀레늄 부족현상은 암의 직접적인 발병원인이 되고 있을 뿐만 아니라 사스(SARS)등 바이러스 질환의 원인으로 꼽히고 있다.

거꾸로 이미 암에 걸린 환자의 경우에도 셀레늄 보충을 통해 암을 치료하는 것이 새로운 암 치료법으로 모색되고 있으며 실제 미국, 중국, 영국, 프랑스 등지에서 셀레늄이 들어있는 항암식품들이 각광받고 있다.

셀레늄 섭취량과 암 발생률

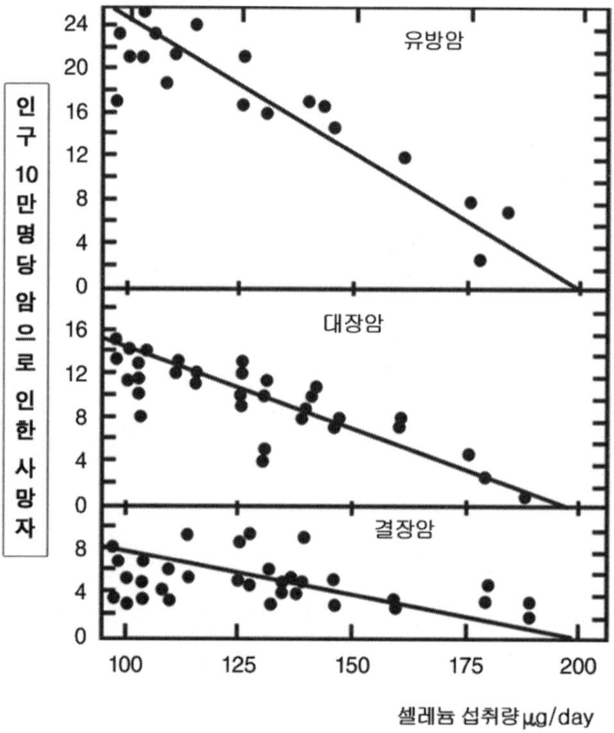

<Schrauzer,1988>

◈ 미국의 셀레늄 프로젝트 – 암 정복의 중대한 전환점

미국에서 셀레늄이 관심을 모으기 시작한 건 1996년, 애리조나 대학의 래리 클라크 박사가 셀레늄의 전립선암 예방 효과를 밝혀낸 연구보고서를 발표하면서부터이다.

미국의학협회(AMA)의 학술지에 발표된 이 연구보고서에 따르면 평균연령 63세의 남성 1312명을 대상으로 하루에 200㎍의 셀레늄을 장기복용하게 한 결과 전립선암 발생률이 60%, 대장암 발생률이 58%, 폐암 발생률이 46% 감소된 것으로 나타났다.

[건강한 정상인에게 셀레늄 보충제를 투여해 암을 예방해 주는지 연구실험]

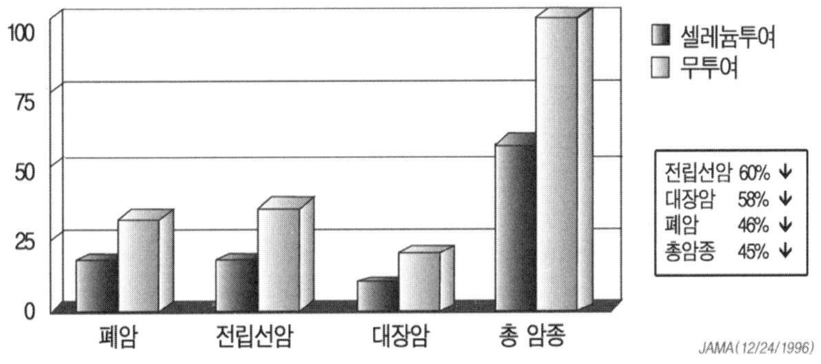

『최근 미국 출장 길에 워싱턴에 사는 친척집을 방문했던 직장인 정모씨(32)는 생소한 이름의 영양제를 알게 됐다.

미국에서 간호사로 일하는 시누이가 "노화를 방지하고 암을 예방하는 효과가 있어 미국인 남편과 함께 몇 해 전부터 꼭 챙겨 먹는다"며 '셀레늄(selenium)' 200㎍

100정 한 통을 건넨 것.』(주간동아. 376호 84~85쪽 발췌)

우리나라에서는 이름조차 생소하지만 항산화 작용과 암 예방에 효과가 있는 것으로 알려지면서 미국에서는 셀레늄에 대한 관심이 높아 이미 알약 형태의 영양 보조제로도 판매되고 있다.

셀레늄은 철, 칼슘, 아연 등과 같은 무기질의 한 종류로 사람과 동물이 건강을 유지하기 위해 반드시 섭취해야 하는 필수영양소 중의 하나이다. 주로 채소와 곡류, 육류, 어패류, 낙농제품에 많이 들어 있다.

◈ 선진국 – 셀레늄, 비타민처럼 상용화되어 있다.

각종 질병의 원인이 되는 셀레늄 부족은 어디에서 오는 걸까?

지금까지의 연구에 따르면 토양 내의 셀레늄 부족이 체내 셀레늄 부족증을 유발하는 것으로 나타났다.

중국의 케샨 지방은 토양 속에 셀레늄의 함량이 현저히 부족한 곳이다.

연구 결과 이 지역에 사는 주민들은 근육의 성장이 더디고 면역력이 부족하여 국제적으로 '케산병(Keshan disease)'이라고 이름 붙여진 질병을 많이 앓고 있다.

즉 이 지역 토양에 셀레늄 함량이 부족하여 생산되는 농산물 속에 필연적으로 셀레늄이 결핍되어 있었던 것이다.

그 결과 사람들의 체내 셀레늄의 섭취량이 떨어져 면역력이 저하되고 그만큼 암을 비롯한 각종 질병에 쉽게 노출되는 현상을 야기시켰다.

중국 정부에서는 이 문제를 해결하기 위해 이 지역의 주민과 환자들에게 셀레늄을 공급하였다.

그 결과 최근에는 이 지역에서 거의 케산병이 발생하지 않고 있다. 이처럼 셀레늄 부족이 암의 직접적인 원인으로 밝혀지면서 세계 각국에서는 국민들의 체내 셀레늄 함량을 높이기 위한 정책을 개발하고 있다.

미국은 미국연방농업국에서 전국토의 셀레늄 분포지도를 작성했다.

그 결과 토양내의 셀레늄 함량과 그 지역에 사는 사람들의 체내 셀레늄함량이 직접적인 관계가 있다는 사실이 밝혀졌다.

핀란드는 국토 셀레늄 함량이 국제권장량에 비해 매우 낮아 정부 차원에서 목초 재배지에 셀레늄 비료를 사용케 하고 있다.

셀레늄이 함유된 식물이나 농작물을 가축이 먹고, 이 가축을 사람이 먹게 하여 현재 핀란드 국민의 셀레늄 함량을 높이고 있으며, 현재는 암 발병율이 현저하게 줄어 들었다.

프랑스는 셀레늄에 대한 국민들의 인식도가 매우 높은 나라다.

프랑스인들은 마치 우리가 약국에서 비타민제를 구입하듯이 평소 셀레늄제를 사서 복용하고 있으며, 피부병을 치료할 때도 전문의의 처방으로 셀레늄이 다량 함유된 온천수로 목욕을 하게 한다.

◈ 한국 셀레늄 환경 연구 시급

미국 국립 암 연구소(NCI)의 신디 D. 데이비스 교수는 "한국인들의 셀레늄 섭취량이 정확한 수치로 나와있지는 않지만 무, 양파, 배추 등은 셀레늄 함량이 높은 채소로 알려져 있고, 특히 김치는 다양한 성분이 함유된만큼 연구대상으로 가치가 있다"고 말했다.

그러나 그는 무엇보다 "하루 다섯 가지 이상의 야채와 과일을 섭취하는 것이 최상의 식이요법"이라고 강조한다. 음식으로 먹으면 과잉섭취에 따른 부작용의 우려가 거의 없을 뿐만 아니라 셀레늄을 다양한 형태로 흡수할 수 있고 다른 영양소들도 골고루 섭취할 수 있기 때문이다.

그러나 셀레늄을 음식으로 섭취할 때 한 가지 더 고려해야 할 점은 식물이 영양소를 흡수하는 토양이 얼마만큼의 셀레늄을 함유하고 있는가 하는 부분이다.

이명희 박사(영양생리학)는 "우리나라는 셀레늄 함량이 낮은 화강암이 전 국토의 70%를 이루고 있다"고 하였고 특히, "남부와 서부 평야지대 토양의 셀레늄 함량은 다른 지역에 비해 매우 낮다는 연구 결과가 나왔다"며 우리나라는 셀레늄 결핍 지역에 속한다고 주장한다.

또한 2002년 상반기 한국식품과학회지에 실린 '국내 식품 원재료의 무기질 분포 연구' 논문에 따르면 국내에서 생산되는 대부분의 채소와 과일에 함유된 셀레늄의 양이 0.05ppm에 못 미치는 것으로 나타났다.

과학자들은 일반적으로 채취한 식물의 80%가 0.05ppm 이하의 셀레늄을 함유하고 있을 때 그 지역을 셀레늄 결핍지역으로 분류하고 있다.

아직까지 국내에서는 영양 보조제 형태의 셀레늄이 유통될 수 없는 여건이며 일부 영양학자들은 토양이나 사료에 셀레늄을 첨가하는 방식으로 셀레늄을 보충할 수 있다고 말한다.

그러나 미국 국립 암 연구소에서 연구 중인 김성진 박사는 "육류를 파,마늘과 함께 먹는 등 한국인의 식습관은 암 예방에 탁월한 효과가 있을 것으로 보이나 아직까지 연구되지 않아 이를 증명하지 못하고 있다"며 "한국의 셀레늄 환경을 보다 체계적으로 연구하는 것이 시급하다"고 말하고있다.

◈ 건강에 필수적인 셀레늄! 어떻게, 얼마나 섭취하면 좋은가?

셀레늄 섭취 권장량은 지역마다 그리고 환경(흡연, 임신, 질병 유무 등)에 따라 다르다. 미국영양학회에서의 권장량은 55~70㎍이며, WHO 권장량은 50~200㎍이고, 영국건강학회에서는 최적의 건강을 위한 섭취량으로 500㎍을 권장하고 있다. 그리고 보통 암 환자를 치료하기 위해 투여하는 양은 1,000~2,000㎍으로 보고되고 있다.

국내에는 최적 건강을 위한 섭취량에 대한 연구 결과가 나와 있지 않아 대략 WHO 권장량을 적정 수준으로 보고 있으며 우리나라 사람은 하루에 약 40㎍의 셀레늄을 주로 곡류로부터 얻고 있는 것으로 추정되고 있다. 이는 WHO의 1일 섭취 권장량에 못 미치는 수준으로 우리나라 사람들은 추가적인 섭취가 필요한 실정임을 의미한다.

일반적으로 암 예방, 에이즈 예방, 노화 방지 등에 효과 있는 셀레늄이지만 과다하게 복용하는 것은 금물이다.

전문의사들은 "셀레늄을 과다 섭취할 경우 부작용이 나타날 수 있는데 머리가 벗겨지고, 손톱과 이가 빠지고, 피로감이 생기며 탈모나 관절이 굳어지는 증상이 나타나다가 최악의 경우 알카리병에 걸려 사망하는 수도 있다"며 과다 섭취에 대한 경고를 하고 있다.

셀레늄의 보충이 필요한 사람은 스트레스를 많이 받거나 살충제와 중금속 같은 환경오염물질에 노출된 사람, 자외선에 많이 노출된 사람, 그리고 셀레늄의 체내흡수가 떨어지는 45세 이상의 사람들이다. 그러나 장기적으로 셀레늄을 복용하려고 계획하고 있다면 식품이나 다른 영양보조제에도 셀레늄 성분이 들어있어서 자신도 모르게 과용량을 복용할 수 있기 때문에 반드시 전문의사와 상의하는 것이 안전하다.

모자라도 그리고 넘쳐도 탈인 셀레늄이지만 지금은 셀레늄 보급에 힘써야 된다는 것이 다수 전문가들의 의견이다.

특히 우리나라의 경우 국민들의 셀레늄 섭취량은 권장량에도 못 미친다. 때문에 셀레늄 과잉에 대해 걱정하기 전에 어떻게 하면 셀레늄 섭취를 늘릴 수 있을까에 초점을 맞춰야 한다.

2장

인체 내 셀레늄의 기능

1. 암 억제 유전자 활성 유도 기능

셀레늄은 1817년에 스웨덴의 화학자가 처음 발견했으나 본격적으로 연구되기 시작한 것은 1957년 미국 조지워싱턴 대학 교수 클라우스 슈와르츠(Klaus Schwartz) 박사의 연구 보고가 나오고부터이다.

슈와르츠 박사의 연구 보고가 나온 지 2년 후에 국제 암 연구회 회장을 지낸 미국의 슈라우저(Gerhard N.Schrauzer)박사는 미국 전국의 토양에 들어 있는 셀레늄의 양을 조사하였다.

그 결과 셀레늄의 양이 많은 지역에 사는 주민들은 암 발생률이 낮은 반면 셀레늄의 양이 적은 지역에 사는 주민들은 암 발생률이 높게 나타난다는 것을 알게 됐다.

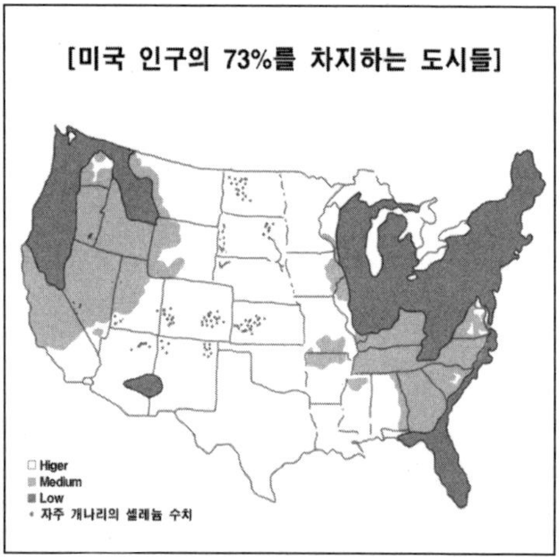

셀레늄의 농도가 높은 땅에서 재배한 채소나 곡물은 셀레늄의 함유량이 많아 이를 먹으면 인체에 많은 양의 셀레늄이 흡수되기 때문이다.

1969년엔 미국의 샴버거(Hamburger) 박사와 프로스타(Frost) 박사가 일상적으로 셀레늄이 많이 들어 있는 곡물이나 채소를 먹는 여성들의 유방암 발생률은 평균보다 20% 낮은 것으로 조사됐다고 보고했다.

샴버거 박사는 1971년에 윌리스(Willis)박사와 함께 미국 전역 주요 도시 주민들을 대상으로 이들의 혈중 셀레늄 농도와 암 사망률의 상관성을 조사했다.

그 결과 혈중 셀레늄 농도가 높은 지역 주민들은 셀레늄 농도가 낮은 지역 주민들보다 림프종, 위 · 장관암, 폐암, 유방암 등의 발생률이 낮은 것으로 드러났다고 발표했다.

또 슈라우저 박사는 미국 여성들을 대상으로 셀레늄과 유방암 발생과의 상관성을 연구한 결과"매일 200㎍의 셀레늄을 꾸준히 섭취하면 유방암으로 인한 사망률을 제로에 가깝게 줄일 수 있다"고 주장했다.

그리고 1983년에 윌릿(Willet) 등이 미국인들을 대상으로 실시한 연구에서는 셀레늄 농도와 위암, 장암, 전립선암과의 상관성이 큰 것으로 밝혀졌으며, 1998년에 핀란드와 일본에서 실시한 연구에서도 혈중 셀레늄 농도가 낮은 사람들에게 암 발생률이 높았다.

최근 비금속의 일종인 셀레늄이 암 억제 유전자(cancer suppressor gene)의 활성을 유도함으로써 암의 발병 위험을 감소시킨다는 연구 결과가 발표됐다. 이번 연구는 미국 인디애나대학의 과학자들이 수행했으며 연구 결과는 미국의 저명한 학술지 "PNAS (Proceedings of the National Academy of Sciences)" 온라인 속보판 최신호에 소개됐다.

이번 연구가 규명한 내용은 셀레늄을 포함하는 아미노산의 일종인 셀레노메치오닌(selenomethionine)이 대표적인 종양-억제 유전자(tumorsuppressinggene)인 p53유전자의 활성을 유도한다는 것이다.

이 유전자가 활성을 나타내면 암 세포로 발달할 수 있는 비정상적인 세포가 스스로 사멸하도록 유도하거나 분열하는 과정을 차단할 수 있어 종양의 발달이 방해 받게 된다.

실제로 여러 유형의 암에서 p53유전자에 돌연변이가 동반하거나 불활성상태를 보인다는 사실이 확인된 바 있다.

이 결과는 p53유전자를 포함하지 않는 사람의 폐암 세포를 대상으로

한 일련의 실험을 통해 얻어졌다고 한다. 연구진은 폐암 세포의 p53유전자에 셀레노메치오닌 형태의 셀레늄을 처리하는 실험을 통해 셀레늄의 암 예방효능을 조사했다. 이것은 영양분 섭취가 암 예방에 얼마나 큰 영향을 미치는가를 보여 주는 좋은 사례라 할 수 있다.

셀레늄의 1일 섭취 권장량은 약 50㎍ 정도이지만 대부분의 사람들이 권장량을 충분히 섭취하지 못하는 것으로 추정된다. 다만 종합 비타민제를 복용하면 셀레늄 부족을 어느 정도 보충하는 효과를 거둘 수는 있을 것이다.

가장 중요한 것은 핵심 종양 억제 유전자가 셀레늄의 표적으로 작용한다는 것이다. 따라서 셀레늄과 종양 억제 유전자 사이의 상호작용을 자세히 이해하게 되면 항산화제들이 종양 억제 유전자에 영향을 미쳐 결과적으로 암을 예방하는 약리 활성 기전을 좀 더 명확히 확인하는 것이 가능하다.

셀레늄이나 비타민 C나 E 같은 항산화 물질들은 체내에 존재하는 프리라디칼을 중화시키는 기능을 갖고 있다.

프리라디칼은 정상적인 신진대사 과정에서 생기는 일종의 부산물이지만, 과도한 량의 프리라디칼은 세포를 손상시킬 수 있고, 암과 질병이 발생할 위험을 높이기 때문에 프리라디칼 중화는 질병 예방에 큰 도움이 된다.

비타민과 셀레늄의 상관관계

비타민E, 방광암 예방에 효과

견과류와 올리브 기름 등에 함유되어있는 비타민E를 많이 섭취하면 방광암 발생 위험을 절반으로 줄일 수 있다는 연구결과가 나왔다.

미국 텍사스 여자대학 영양학교수인 존 래드클리프 박사는 올랜도에서 열린 미국 암 연구학회 학술회의에서 발표한 연구보고서에서 휴스턴시 거주자 1천 여명을 대상으로 조사 한 결과 비타민E 섭취량이 상위그룹 25%에 속하는 그룹이 하위 25% 그룹에 비해 방광암 발생률이 50% 낮은 것으로 나타났다고 밝혔다.

래드 클리프 박사는 비타민E의 두 가지 형태인 알파-토코페롤과 감마-토코페롤 중 이러한 효과가 나타난 것은 알파-토코페롤 뿐이었다고 밝혔다. 알파-토코페롤은 아몬드, 시금치, 겨자잎, 고추, 해바라기씨, 올리브유, 카놀라유, 목화씨 기름 등에 많이 들어 있다.

이러한 식품을 통해 비타민E를 섭취하거나 비타민E 보충제를 병행하거나 효과는 같게 나타났다고 래드클리프 박사는 밝혔다.

비타민E가 항암효과가 있다는 연구보고서들이 나오고 있으나 확실하게 증명된 것은 아니다. 그러나 암 중에서 가장 큰 항암효과를 기대할 수 있는 것은 전립선암으로 나타나고 있다.이를 확인하기 위해 미국 국립암연구소(NCI)는 3만2천명을 대상으로 7년에 걸쳐 매일 400mg의 비타민E와 200㎍의 셀레늄을 복용하게 하는 대대적인 임상시험을 현재 진행하고 있다. 몇 년 전 핀란드에서 3만 명을 대상으로 실시된 임상시험에서는 알파-토코페롤 보충제를 복용한 그룹이 전립선암 위험이 30% 낮은 것으로 나타났다. (중앙일보. 2004. 03. 29)

비타민 C, 천식 예방 도움

과일과 채소에 많이 들어있는 '비타민C' 와 베타카로틴, 셀레늄이 천식을 예방하는 데 도움이 된다는 연구 결과가 나왔다.

미국 코넬 대학의 패트리셔 카사노 박사가 어린이를 대상으로 건강조사를 한 결과, 혈액 중 '비타민C' 농도가 높은 경우 천식 발병률이 10%가량 낮은 것으로 나타났다고 '호흡기-응급 의학 저널' 최신호를 통해 발표했다.

이번 연구는 미국 질병 통제 센터(CDC)의 제3차 전국 건강 영양 조사에 참여한 4~16 세의 어린이 6,153 명의 건강 진단 결과를 바탕으로 이뤄졌으며, 특히 간접 흡연에 노출된 어린이의 경우 '비타민C' 를 많이 섭취했을 때 천식 발병률이 무려 40 %까지 떨어지는 것으로 나타났다.

이 밖에 베타카로틴과 셀레늄의 수치가 높은 어린이들도 천식 발병률이낮은 것으로 밝혀졌다. 비타민C는 귤、딸기、고추、양배추 등에, 베타카로틴은 당근、오렌지 등에, 셀레늄은 곡물、생선、견과류 등에 많이 함유되어 있다. (의약전문신문 사이언스 엠디 2004. 02. 14 발췌)

2. 심장질환의 예방 및 경감효과

셀레늄은 암뿐만이 아니라 심장병 예방 효과도 있다는 것이 역학 연구등에서 밝혀졌다.

1976년에 샴버거 박사는 토양에 셀레늄의 양이 적은 지역에서 살고 있는 주민들의 심장병 사망률이 셀레늄 농도가 높은 지역에 사는 주민들보다 3배 가량 높은 것으로 드러났다고 보고했다.

[혈중 셀레늄 농도와 심장질환]

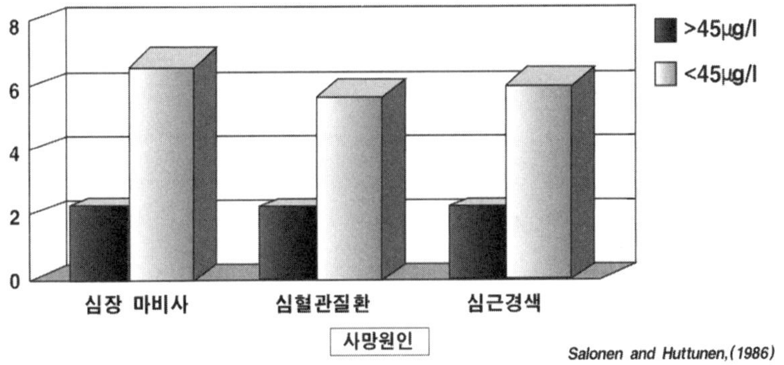

중국에선 중국의 3대 풍토병의 하나였던 케샨병(Keshan disease)이 셀레늄 보조식품의 사용으로 1977년부터는 더 이상 발생하지 않게 됐다고 한다.

셀레늄은 항산화 작용이 특히 강한 인체에 없어서는 안 되는 미네랄이다.

실제로 셀레늄은 항산화 작용이 강한 것으로 알려진 비타민E보다 약 2000배나 항산화 작용이 강한 것으로 보고되고 있다. 또한 셀레늄은 이러한 항산화 작용과 함께 면역력을 강화하여 인체 유해물질 등으로부터 몸을 지켜주는 작용도 한다.

셀레늄은 셀레노메치오닌으로써 비타민E와 협력하여 심장을 움직이는 에너지인 코엔자임 Q를 생산하여 심장병을 예방한다. 또 심장발작을 일으킨 다음에도 탁월한 효과를 나타내며 부정맥 및 기타 심장질환의 치료에도 효과가 있는 것으로 발표되었다.

3. 간 세포 괴사 방지효과

1957년 미국 조지 워싱턴대학 교수 클라우스 슈와르츠(Klaus Schwartz)박사는 실험용 쥐를 사용한 실험에서 셀레늄이 간 세포의 괴사를 막는다는 것을 발견했다.

셀레늄은 글루타치온페록시다제의 주요성분으로써 간장세포의 괴사 및 경화를 예방한다.

4. 관절염의 예방 및 경감효과

셀레늄은 유리기 포착 작용으로 강력한 소염작용이 있으며 신경통, 류머티스, 교원병, 관절염 등의 예방 및 경감에 효과가 있다.

5. 성적기능의 증강효과

정자의 생산 및 활성을 증강한다.

셀레늄은 미토콘드리아의 에너지 생산에 중요한 역할을 발휘한다. 그러므로 충분한 셀레늄의 섭취는 성욕을 증강시키며 동시에 수정률을 높인다.

남성의 경우 몸 속 셀레늄의 25~40%는 정관과 고환 등의 성기에 위치하여 남성이 사정할 때 정액에 섞여 배설된다.

동물의 경우 셀레늄이 부족하면 예외 없이 생식불능이 된다. 셀레늄이 부족한 정자는 약할 뿐 아니라 꼬리 부위가 없는 기형이 많기 때문이다. 미국 의학협회지에 따르면 셀레늄을 투여하지 않은 상태에서 정상적인 정자가 만들어질 확률은 57.9%에 불과하지만 셀레늄을 투여할 경우 그 수치는 98.7%로 올라간다고 보고하고 있다. 때문에 정자가 약하거나 기형인 경우 셀레늄 섭취를 충분히 해주면 건강하고 활동적인 정자가 만들어져 임신율이 높아지게 되는 것이다.

때문에 셀레늄은 남성 불임증 치료에 많이 쓰이고 있다.

불임 치료와 함께 셀레늄은 성욕을 증강시키는 강장 효과도 갖고 있다. 우리 몸에서 필요한 에너지를 만드는 일은 미토콘드리아의 역할이다. 하지만 미토콘드리아는 활성산소의 공격으로부터 굉장히 취약하다.

이때 활성산소의 피해를 막고 미토콘드리아가 제 역할을 할 수 있도록 도움을 주는 것이 셀레늄이고, 미토콘드리아에서 만들어진 에너지는 성욕을 올리는 데도 한몫을 한다.

6. 셀레늄은 백내장을 예방한다.

백내장은 수정체의 산화작용에 의해 일어나는데, 셀레늄의 강력한 항산화작용으로 인해 셀레늄의 섭취는 백내장의 예방에 효과가 있다.

백내장 환자의 혈중 셀레늄 함유량을 측정해 보면 보통사람의 약 6분의 1정도로 현저히 낮은 수치를 나타낸다.

7. 셀레늄은 면역력을 높인다.

셀레늄을 항원과 함께 투여했을 경우, 항원만을 투여했을 때에 비해 20~30배나 높은 항체반응을 나타낸다. 이와 같이 항체반응을 증강하는 셀레늄의 효과는 새로 형성된 암세포를 파괴하는 면역능력을 높여 암으로부터 인체를 지켜줄 수 있다.

셀레늄에 의해 인터페론(바이러스에 감염된 동물의 세포에서 생산되는 항抗바이러스성 단백질)의 생산이 증강된다는 사실도 밝혀졌다.

8. 셀레늄은 노화를 지연시킨다.

활성산소는 우리 몸이 에너지를 만들 때 생겨나는 부산물이다. 이 부

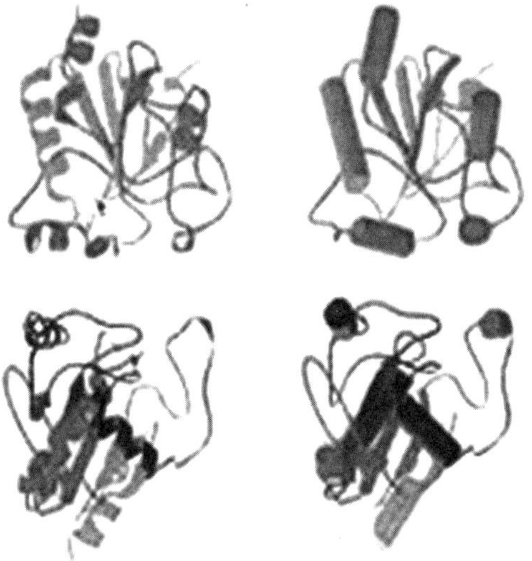

셀레늄은 체내에서 항산화작용을 하는 글루타치온 페록시다제의필수 구성 성분으로 밝혀졌다. 사진은 3차원적으로 구현한 글루타치온 페록시다제

산물은 우리 몸의 각 기관과 세포에 침입하여 공격해 각종 질병과 노화를 불러온다. 우리 몸은 자체적으로 활성산소에 대항하는 물질을 갖고 있기는 하지만 환경오염, 잘못된 식생활 등으로 나날이 늘어만 가는 활성산소에 대항하기에는 역부족이다.

때문에 활성산소가 원인이 되어 생기는 질병과 노화를 지연시키고 예방하기 위해서는 인위적으로 활성산소를 중화시켜주는 항산화제를 먹어야 한다. 항산화제는 활성산소가 인체에 끼치는 나쁜 영향, 즉 산화를 방지하는 역할을 한다.

1973년 셀레늄이 인체의 노화를 촉진하는 활성산소를 중화할 수 있는 중요한 항산화 효소인 글루타치온 페록시다제의 활성성분임이 밝혀졌다.

셀레늄은 글루타치온 페록시다제의 주요성분으로서 강력한 항산화작용, 환원작용을 발휘하여 60조의 세포를 산화나 유리기로부터 지켜 노화를 지연시킨다.

이후 계속된 연구를 통해 셀레늄은 대표적인 항산화제로 알려진 비타민E보다 거의 2,000배 강한 효과를 낸다는 사실이 밝혀져 크게 주목받았다.

9. 셀레늄은 중금속 공해로부터 우리들을 지켜준다.

셀레늄은 체내에 축적된 수은, 카드뮴, 납 등의 유해금속을 체외로 배출하여 해독시키는 역할을 한다.

농약, 방부제 등으로 인해 우리는 오염된 식생활을 할 수 밖에 없다. 또한 우리가 매일 들이마시는 산소도 공해로 인해 깨끗하지 못하다.

결국 우리 몸에는 알게 모르게 수은, 카드뮴, 납 등 유해 중금속이 쌓이게 되는 것이다. 그러나 셀레늄을 섭취하게 되면 유해 중금속과 셀레늄이 결합하여 이들을 몸 밖으로 배출시켜 인체를 해독시키는 역할을 한다.

10. 셀레늄은 방사선 피해를 경감한다.

원자폭탄을 비롯해서 태양광선, X-선 등에 의해 체내에 유리기가 발생하여 노화, 암, 기타 질환의 원인이 되는데 셀레늄은 그 강력한 산화력 및 환원력에 의해 피해를 경감시킨다.

3장

셀레늄의 임상적 효과

1. 암 억제 유전자 활성 유도 효과

1) 셀레늄! 간암을 줄인다.

대만의 연구자들은 B형 또는 C형 간염 바이러스 보균자들을 통해 셀레늄 섭취량이 적은 것과 간암 발생 위험 사이에 관계가 있음을 발견하였다. 이것은 이전의 역학 연구 및 실험적 연구들에서 나온 소견들과 일치하는 것이다.

대만의 타이페이에 있는 국립 타이완 대학의 한 연구팀은 1988년부터 1992년까지 B형 간염 바이러스, C형 간염 바이러스 또는 두 가지 간염 바이러스 모두에 만성적인 감염증을 가지고 있는 7,342명의 남자들에서 혈중 셀레늄 수치와 간 세포 암의 발생 위험을 분석하였다.

평균 연구기간은 5.3년이었고 간암은 69건의 예가 발생하였다.

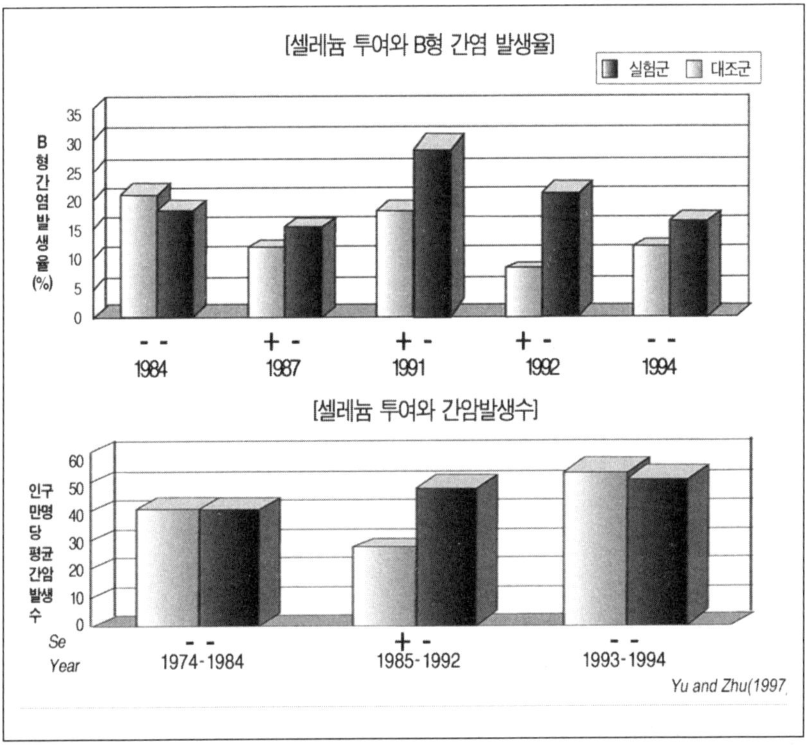

의학잡지 'Journal of Epidemiology' 지에서 Ming-Whei Yu 박사와 동료 연구자들은 B형 간염 항원 보균자 대조군보다 간세포암 환자들에서 체내 평균 셀레늄 수치가 더 낮음을 보고하였다.

혈장 셀레늄 수치와 간세포암의 발생률 사이의 반비례 관계는 흡연자와 혈장 레티놀치 또는 다양한 카로티노이드치가 낮은 사람들에서 가장 두드러졌다.

연구자들은 비타민 E, 베타-토코페롤과 셀레늄을 함께 보충하는 것이 식도암과 위암의 고위험군에서 암으로 인한 사망률을 13% 감소시켰다는 한 중국의 연구를 인용하였다.

또 그들은 "셀레늄과 다른 영양소를 함께 보충하는 것이 B형 간염 바이러스, C형 간염 바이러스의 만성 보균자들에서 간세포암을 예방하는 효능이 장래의 연구대상이 될 만하다."라고 말하였다. (Journal of Epi . 2004.09.21)

2) 미네랄 성분, 셀레늄이 유방암 예방

– 유전적 요인 고위험군 다량섭취 필요

미세 미네랄의 일종인 셀레늄이 유전적으로 유방암이 발병할 확률이 높은 부류에 속하는 이들에게서 발암을 억제하는 효과를 발휘할 수 있음이 유력하게 시사됐다.

미국 일리노이대학 앨런 다이아먼드 교수 팀은 15일자 '캔서 리서치' 지誌 최신호에 이 같은 내용을 골자로 한 연구논문을 공개했다.

셀레늄은 호도 등의 견과류와 잣, 곡물, 참치 등에 풍부하게 함유되어 있는 미네랄 성분이다.

다이아먼드 교수는 "셀레늄이 일부 장기臟器에서 나타내는 항암활성은 지난 20여 년 동안 주로 동물실험을 통해 가능성이 시사되어 왔으나 이번에는 임상시험을 거쳐 입증된 결과를 제시했다는 측면에서 의의가

크다"고 밝혔다.

다만 셀레늄이 구체적으로 어떠한 기전을 거쳐 항암효과를 나타내는 것인지는 아직 확실히 규명되지 못한 단계라고 덧붙였다. 그러나 다이아먼드 교수는 "비록 입증된 것은 아니지만, 포유동물의 체내세포들 가운데 셀레늄을 함유하고 있는 특정 단백질들이 항암활성이 발휘되는 과정에 관여하는 것으로 사료된다"고 피력했다.

한편 다이아먼드 교수 팀은 셀레늄을 함유한 단백질의 일종인 글루타치온페록시다제(glutathioneperoxidase)가 유방암과 관련해 수행하는 역할에 초점을 맞춘 가운데 연구를 진행했다.

글루타치온페록시다제는 셀레늄 의존성을 띠는 항산화제의 일종이다.

연구팀은 조직샘플을 사용해 암이 발생하지 않은 517명의 성인들에게서 떼어낸 셀레늄 함유 유전자들을 79명의 유방암 환자들로부터 분리한 셀레늄 함유 유전자들과 비교 분석했다.

그 결과 유방암 환자들에게 분리한 유전자들의 경우 건강한 성인들의 유전자들에 비해 변이가 발생한 빈도가 훨씬 높았음을 확인할 수 있었다. 이 같은 내용은 특정한 형태의 변이 유전자가 높은 빈도로 나타나는 이들의 경우 암을 예방하기 위해 셀레늄을 보다 다량으로 섭취할 필요가 있음을 시사하는 것이다.

다이아먼드 교수는 "각 개인이 어떤 형태의 유전자들을 지니고 있는

지에 따라 의사가 암 예방을 목적으로 적절한 양의 셀레늄을 처방하게 되는날이 도래할 수도 있을 것"이라고 피력했다. (약업신문 2003.06.18)

3) 셀레늄 다량 섭취로 직장결장암 예방

- 전립선암 · 폐암 억제효과도 기대돼

혈중 셀레늄 수치가 높으면 직장결장암의 발병률을 낮출 수 있을 것임을 시사한 연구결과가 나왔다. 미국 애리조나 암센터의 엘리자베스 T. 제이콥스 박사 팀은 17일자 '미 국립암연구소지誌' 최신호에 발표한 논문에서 이같이 밝혔다.

셀레늄(selenium)은 인체에 필수적인 미네랄의 일종일 뿐 아니라 항산화작용을 지닌 것으로 알려진 성분이다.

주로 육류와 곡물류, 해산물, 일부 견과류 등에 풍부하게 함유되어 있다.

특히 그 동안 진행되었던 연구결과에 따르면 셀레늄 섭취량이 적은 지역에 거주하는 사람들의 경우 직장결장암을 비롯한 각종 암의 발병률이 높은 편인 것으로 전해지고 있다.

제이콥스 박사는 논문에서 "직장결장암 발병률이 셀레늄 섭취량에 따라 다양한 양상을 보였다"고 말했다. 즉, 평소 셀레늄을 다량 섭취해 셀레늄의 혈중농도가 높은 이들의 경우 직장결장암 재발률이 훨씬 낮은 수치를 보였다는 것이다.

게다가 셀레늄은 전립선 암이나 폐암 등도 예방해 줄 수 있을 것으로 기대된다고 제이콥스 박사는 덧붙였다.

한편 그의 연구팀은 직장결장암 환자들을 대상으로 진행되었던 3건의 대규모 임상시험 결과를 면밀히 분석하는 작업을 진행했다.

그 결과 가장 많은 양의 셀레늄을 섭취했던 그룹의 경우 직장결장암 발병률이 최소량 섭취 군群에 비해 34%나 낮은 수치를 보였음을 확인할 수 있었다. 그러나 셀레늄 섭취량을 늘릴 경우 보다 괄목할만한 수준의 예방효과를 이끌어낼 수 있을지는 아직 확실치 않다는 입장을 정리했다.

제이콥스 박사는 "지나치게 많은 양의 셀레늄을 섭취했을 경우 예기치못했던 위험을 수반할 수 있을지는 아직 알 수 없다"며 "이미 직장결장암과 전립선 암을 예방하는데 필요한 셀레늄 섭취량을 알아내기 위한 연구에 착수한 상태"라고 밝혔다.

이 같은 연구결과에 대해 텍사스 대학 앤더슨 암 센터 임상종양예방부의 스코트 M. 리프먼 박사는 "아마도 셀레늄이 암 예방에 관여하는 유전자들의 작용을 활성화시키는 기전을 지닌 것으로 사료된다"고 피력했다.

그는 또 셀레늄이 직장결장암 세포들이 증식하는 과정에 관여하는다多불포화지방산의 메커니즘을 변화시키는 작용도 지닌 것으로 보인다고 덧붙였다.

리프먼 박사는 "따라서 추가적인 연구를 통해 셀레늄의 생물학적·역학적 데이터가 충분히 확보될 경우 장차 각종 암을 예방하기 위해 셀레늄을 다량 섭취토록 권장될 수도 있을 것"이라고 전망했다. (약업신문. 2004.11.17)

4) 전립선암

(1) 남성의 천형 – 전립선암

– 고 지방 식단 탓…토마토, 올리브유 많이 먹어라

『직장인 김(55)모씨는 최근 청천벽력 같은 전립선암 선고를 받았다.
중년에 접어들면서 꾸준히 정기 검진을 받고 건강관리에도 만전을 기했건만 전립선까지는 미처 신경을 쓰지 못한 것이다.

더욱이 건강을 생각해 20년 넘게 피우던 담배를 끊고 위암, 폐암 등 한국인들을 위협하는 대표 암 검진도 2년에 한번씩 받아왔다. 그런데 얼마 전부터 늦은 밤 요의尿意를 느껴 잠을 깨는 빈도가 잦아지고, 배뇨 후에도 잔뇨감이 생기면서 소변을 흘리는 증상이 나타났다.

김씨는 소위 '나이병' 중 하나인 전립선비대증이려니 싶어 크게 걱정하지 않았다. 하지만 증상은 오히려 악화돼 병원을 찾았다.
종양이 전립선 주위 조직으로 전이돼 치료를 받더라도 완치하기 힘들다는 진단을 받았다.

대한비뇨기과학회(이사장 최황 서울대병원비뇨기과교수)는 13~24일 2주간을 '전립선 인식 주간' 으로 정하고 제1회 블루리본 캠페인을 펼친다.
최근 급증하고 있는 전립선암에 대한 관심을 높이고, 정확한 정보를 알려 전립선암으로 인한 고통과 희생을 줄이기 위해서다.

최 이사장은 "국내에서도 급속히 늘고 있는 전립선암은 조기에 발견하면 10년 생존율이 80%에 가까울 정도로 치료효과가 높은 남성암" 이라며 "이번 블루리본 캠페인을 통해 조기검진율을 높여 전립선암 사망률을 낮출 것" 이라고 말했다.』

- 급격히 증가하는 전립선암

미국과 유럽 남성이 가장 많이 걸리는 암인 전립선암이 한국 남성에게도 급격히 증가하고 있다.

최근 대한비뇨기과학회가 1998년~2002년 전국 86개 병원 자료를 분석한 결과, 인구 10만 명당 1998년 6.84명이었던 전립선암 환자 수가 2002년 11.62명으로 증가했다. 불과 5년 사이에 69.9%가 늘어난 것이다. 또한 전립선암은 2002년 한국중앙암등록사업 결과에서도 10년 전에 비해 대장암과 함께 발생률이 2배나 높아지며 가장 빠른 증가세를 보이고 있다.

평소 검진에 소홀해서이기도 하지만 무엇보다 고高지방 식습관 등 생활습관의 서구화가 전립선암 발병을 부추기는 주요인으로 추정되고 있다.

특히 평균 수명 연장으로 인한 고령화도 남성에게는 천형天刑인 전립선질환을 증가시키는 원인이 되고 있다. 이제는 한국 남성도 더 이상 전립선암으로부터 자유로울 수 없게 된 셈이다.

따라서 전립선암이 빈발하는 60세 이상 고령자뿐만 아니라 지방을 즐겨먹는 식습관을 가진 30, 40대 남성도 전립선암에 주의를 기울일 필요가 있다.

- 조기 치료하면 80% 생존

전립선암은 폐암, 위암 등 다른 암과 비교해 진행속도가 느려 '자비로운' 암으로 불린다. 좀처럼 다른 곳으로 번지지 않기 때문에 조기에 발견하면 80%가 완치된다.

전립선암의 공포에서 벗어나려면 무엇보다 조기 검진이 최선이다. 만일 종양이 전립선에 국한돼 있다면 방사선 치료나 전립선을 절제하는 수술을 하면 거의 완치할 수 있다.

하지만 암이 다른 부위로 번졌거나 전신 상태가 좋지 않으면 고환을 제거하는 수술이나 주사제 사용, 약물 복용 등 남성호르몬을 차단하는 내분비 요법을 시행한다.

전립선암은 남성호르몬의 영향으로 증식하는 경우가 많기 때문이다.

전립선암을 검진하는 방법은 쉽고 간편하다. PSA(전립선 특이 항원) 검사라는 진단키트를 이용해 간단한 혈액검사만 해도 빠른 시간 안에 검진할 수 있다.

따라서 굳이 복잡한 대학병원 암 센터에 가지 않더라도 동네 비뇨기과에서 간단히 진단을 받을 수 있다. 또 경험이 많은 비뇨기과 전문의라면 직접 직장에 있는 전립선을 손으로 만져 전립선의 상태를 살피는 '직장수지검사'로 진단할 수도 있다.

50세 이상은 매년 1회, 부모나 형제 중 전립선암 환자가 있는 사람은 40세부터 매년 검사를 받는 것이 좋다.

- 지방 피하고 섬유질 많은 음식이 좋아

조기 검진만큼 중요한 것이 좋은 식습관을 갖는 것이다. 가급적 지방질을 먹는 것을 피하고 섬유질이 많은 음식을 섭취하도록 한다.

콩으로 만든 두부, 토마토, 녹차, 붉은 포도주와 포도 주스, 딸기, 땅콩, 수박, 마늘, 감귤류, 올리브 기름 등 푸른 생선에 많이 들어 있는 오메가-3지방산 등이 대표적인 전립선암 예방식품이다.

특히 토마토의 주요 성분인 라이코펜은 전립선의 염증과정에서 상피세포를 보호해 전립선암을 억제하는 효과가 높은 것으로 알려져 있다. 토마토는 가급적이면 주스보다 케첩이나 소스 등 익힌 상태로 먹는 것이 좋다. 또한 셀레늄과 비타민E도 세포손상을 방지해 전립선암을 예방하는 효과가 있다.

셀레늄은 쌀, 곡물, 해산물, 고기, 땅콩 등에 많이 함유돼 있으며 비타민E는 채소, 채소로 만든 오일, 달걀 등을 통해 섭취할 수 있다. (한국일보. 2004.09.12)

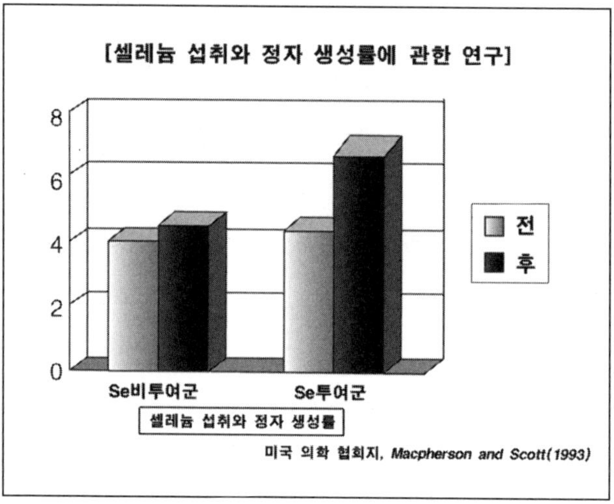

(2) 전립선암 예방

– 붉은 고기 등 지방섭취 줄이고 콩 · 된장 · 야채류 많이 먹어야

전립선암은 남자에게 발생하는 암 중 미국에서 1위, 일본에서 4위 그리고 우리나라에서 위암, 폐암, 간암, 대장암에 이어 6위에 해당하며 급증하고 있는 암이다.

이렇게 증가하는 가장 큰 이유는 동물성 지방으로 대표되는 식생활의 서구화 때문이다. 우리나라에 거주하는 사람은 물론 미국으로 이주한 중국인들에게도 발생이 현저히 증가하는 것으로 보아 전립선암에서 식생활은 매우 중요하다.

최근 방한했던 세계적인 전립선 전문의 페트릭 웰시 존스홉킨스대

비뇨기과 교수는 그의 저서 '전립선암으로부터 살아남는 법' 에서 전립선에 좋은 식이요법을 다음과 같이 제시하고 있다.

---

* 지방섭취 특히 붉은 고기 섭취량을 줄이고, 식물성 에스트로겐이 많이 함유되어 있는 콩, 두유, 된장, 야채, 과일 등을 많이 섭취하라고 한다.
* 토마토로 대표되는 라이코펜 성분의 섭취를 권하는데, 특히 조리된 토마토나 황록색 채소인 호박, 당근, 상추, 아스파라거스 등이 좋다.
* 영양소로는 셀레늄과 산화방지 효과가 있는 비타민 E가 좋은데 이는 각각 통밀빵, 맥아 및 콩, 해바라기씨, 아보카도에 많이 함유되어 있다.
* 강한 항산화제인 녹차와 마늘이 전립선암의 발생을 억제한다고 알려져 있다.

전립선암이 증가하는 또 하나의 이유는 진단기술의 획기적인 발전 덕분이다. 최근에는 'PSA' 라는 간단한 피검사로 전립선암의 유무를 쉽고 정확하게 알 수 있다.

이는 나노기술이 의학에 접목된 사례인데 정자가 잘 헤엄칠 수 있도록 도와주는 효소단백질인 PSA가 혈액 1cc당 2.5~4 나노그램이상 검출되면 암을 의심할 수 있다.

현존하는 모든 암 검사 중에서 아주 간편한 방법에 속한다.

50세 이상(가족력이 있는 남성은 40세)부터 의료기관에서 피검사를 할 때 추가로 요구할 수 있으며, 건강검진에 포함되어 있는 경우도 많으니 본인의 수치를 한 번쯤은 확인하는 것이 바람직하다.

예방 다음으로 전립선암으로부터 살아남는 법은 조기진단이며, 정보

기술(IT) 산업의 총아인 로봇수술 같은 최첨단 치료법들이 개발되어 있어, 조기에만 발견하면 완치와 정상생활은 물론 발기력까지 보존이 가능하다. [문화일보 2005-10-29]

2. 셀레늄은 면역력을 높인다.

1) 셀레늄 결핍된 독감 환자 더 고생해

육류, 곡류 등에 함유되어있는 미량微量원소인 셀레늄이 결핍된 식사를 한 독감 환자는 더욱 고생할 수 있다는 주장이 제기됐다.

29일 영국 BBC방송에 따르면 미국 실험생물학회지(FASEB) 최신호에 셀레늄 성분이 결핍된 쥐가 독감 바이러스에 훨씬 큰 고통을 당하며 셀레늄의 결핍은 심지어 폐렴으로 악화될 수도 있다는 연구논문이 게재됐다.

이 논문의 저자인 메린다 베크 박사는 "영양실조일 경우 전염병에 걸리기 쉽다는 사실은 그 동안 알려져 왔기에 쥐가 어느 한 성분이 부족해 아프다는 것은 실제 주목할만한 일은 아니다"고 말했다. 그러나 그는 병리학적인 측면에서 실험 쥐의 면역체계를 주목한 결과 셀레늄의 결핍이 면역 반응체계를 변화시켜 일반 쥐보다 쉽게 병에 걸린다는 사실을 알아냈다고 밝혔다.

그는 또 이번 연구결과는 모든 필수 영양분의 균형을 맞추는 게 필요하며 단지 한 성분의 결핍으로도 신체에 치명적인 영향을 끼칠 수 있음을 보여준다고 덧붙였다.

비금속 원소인 셀레늄은 항암효과가 있는 미네랄로 알려지고 있으나 아직 실험 중이며 남성의 생식력과도 관련이 있는 것으로 보고되고 있다. 그러나 미 보건부 관리들은 셀레늄이나 기타 비타민의 1일 권장량은 최대 400㎍이라면서 과다 복용을 자제할 것을 촉구했다. (중앙일보 2001.04.30)

2) 셀레늄 결핍 독감바이러스 강화시켜

육류와 쌀, 밀 등 곡물류에 많이 들어있는 영양소인 셀레늄이 결핍되면 침입한 독감바이러스가 더욱 독성이 강한 변종으로 변이를 일으킨다는 사실이 밝혀졌다.

미국 노스 캐롤라이나대학의 영양-소아과 전문의 멜린다 베크 박사는 미국실험생물학회연합회(FASEB)학술지 최신호에 발표한 연구보고서에서 셀레늄이 결핍된 쥐에 보통 독감바이러스를 주입하는 실험을 진행하였다.

그 결과 독성이 매우 강한 변종으로 변이를 일으켰으며 이러한 변종바이러스는 셀레늄 섭취량이 정상인 쥐도 저항하기 어렵게 한다고 밝혔다.

베크 박사는 사람의 경우도 셀레늄이 결핍되면 침입한 독감 바이러스가 이와 비슷한 변이를 일으킬 가능성이 있다고 말했다.

결국 영양결핍 상태가 바이러스의 새로운 변종을 탄생시켜 바이러스의 파괴력과 전파력을 강화시키는 셈이라고 베크 박사는 지적했다.

셀레늄은 감염에 대한 신체의 저항을 돕는 항산화 효소의 한 성분으로 정상적인 산소 대사 중에 발생하는 유해산소인 유리기遊離基로부터 세포를 보호하는 역할을 한다.

셀레늄의 공급원은 식물식품으로 토양의 셀레늄 함유량에 따라 그 토양에서 자란 식물식품의 셀레늄 함유량이 결정된다.

미국의 경우 네브래스카주 북부와 다코타주의 평원지대는 토양의 셀레늄 함유량이 매우 높다. 일부 연구보고서들에 따르면 이 지역 주민들은 직결장암, 전립선암 발생률이 낮은 것으로 나타나고 있다.

베크 박사는 셀레늄 결핍은 독감 바이러스뿐 아니라 보통 감기, 에이즈, 에볼라 바이러스의 변종도 유발시키는 것으로 생각된다고 말했다. 베크 박사는 류머티스성 관절염 환자들도 혈중 셀레늄 농도가 낮은 것으로 밝혀지고 있다면서 셀레늄이 다른 질환들의 예방에도 도움이 되는 것으로 믿어진다고 말했다. (중앙일보 2001.06.11)

3. 관절염의 예방 및 경감효과

1) 셀레늄 결핍되면 골관절염 걸려서 '골골'

– 체내 수치 따라 발생률 최대 40% 수준까지 격차

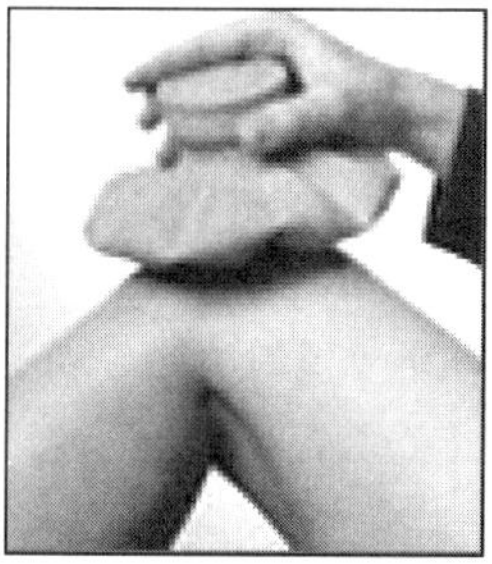

셀레늄이 결핍되면 무릎 골 관절염이 발생할 확률도 증가할 것임을 시사한 연구결과가 나왔다.

따라서 셀레늄을 매일 섭취하면 골관절염 발생률을 끌어내릴 수 있으리라 기대된다는 것이다.

특히 셀레늄 수치와 골관절염 발병의 상관성을 입증한 연구사례가 진행된 것은 이번이 처음인 것으로 알려졌다.

미국 노스 캐롤라이나대학 조안 조던 박사 연구팀은 15일 캘리포니아주州 샌디에이고에서 열린 미국 류머티스학회 연례 학술회의에서 "체내의 셀레늄 수치가 10분의 1 ppm씩 상승할 때마다 무릎 골관절염이 발생할 확률은 15~20% 안팎까지 감소할 수 있을 것으로 사료된다"고 발표했다.

조던 박사팀은 노스 캐롤라이나주州 존스턴 카운티에 거주하는 940명의 성인들을 충원한 뒤 확보한 자료를 면밀히 검토하는 방식으로 이번 연구를 진행했다.

처음 조던 박사팀이 이번 연구에 착안하게 된 것은 셀레늄 결핍이 두드러지게 나타나고 있는 중국 동북부 지방에서 관절에 문제가 나타나면서 안짱다리 등의 원인으로 작용하는 케산-백병(Kashin-Beck disease)이라는 풍토병이 빈발하고 있는 현실에 주목했기 때문인 것으로 알려졌다.

이에 따라 연구팀은 피실험자들에게서 잘라낸 발톱에서 측정된 셀레늄수치에 따라 3개 그룹으로 분류해 조사작업을 펼쳤다.

그 결과 셀레늄 수치가 가장 높은 편에 속했던 그룹의 경우 수치가 최소치를 보였던 그룹에 비해 무릎 골관절염 발생률이 40%가 낮은 수치를 보였음을 관찰할 수 있었다.

조던 박사는 "이번 연구를 통해 체내의 셀레늄 수치가 충분치 못한 이들의 무릎 골 관절염이나 기타 관절질환을 예방하거나, 발병을 지연시킬수 있는 방법을 찾을 수 있을 것임을 기대할 수 있게 됐다"고 말했다. 게다가 셀레늄 수치가 가장 높았던 그룹은 중증의 골관절염 등이 나타난 비율이 절반 수준에 불과했으며, 흑인이나 여성들에게서 더욱 뚜렷한 상관성이 눈에 띄었다고 조던 박사는 덧붙였다.

한편 이번 연구결과는 유럽에 거주하는 성인들에게 각별한 의미를 안겨줄 수 있을 것이라는 지적이다.

지난 2002년 영국에서 진행되었던 연구결과를 보면 이 나라에서 재배된 밀은 셀레늄 수치가 미국·캐나다산産에 비해 10~50배나 낮은 것으로 밝혀진 바 있기 때문이다.

전문가들은 영국의 토양 속 셀레늄 함유량 등이 낮은 데서 원인을 찾고 있는 것으로 알려지고 있다.

실제로 영국에서는 지난해에만 200만 명 이상이 골관절염 때문에 병원을 찾았던 것으로 추정되고 있는 형편이다.

조던 박사는 "셀레늄이 골관절염 발생을 억제하는 정확한 기전은 후속 연구를 좀 더 진행해야 규명될 수 있겠지만, 셀레늄이 골관절염을 예방하는 항산화 성분이라는 확고한 믿음을 갖게 됐다"고 강조했다.

연구팀은 셀레늄 보충제의 복용을 통해 골관절염 발생률 등을 예방하는 효과를 보다 명확히 입증하기 위한 대규모 임상시험에 착수하는 방안에 대해 면밀한 검토작업에 착수했다. (기능식품식문 2005.11.15)

4. 셀레늄은 중금속공해로부터 우리들을 지켜준다.

1) 노화 억제 '셀레늄' 여드름 · 아토피도 치료

- 심장병 · 관절염 예방 약효 기대되며 비타민 C · E와 함께 쓰면 시너지효과 커

프랑스 3대 광천수 지역 중 하나인 라로슈포제엔 매년 1만 여명의 피부질환자들이 몰린다.

이곳 관계자는 "염증치료, 피부노화 억제기능이 있는 항산화 미네랄인 셀레늄이 광천수 1ℓ 당 53㎍이나 들어있다"며 "이 물로 습진, 건선, 아토피성 피부염, 여드름 등을 치료한다"고 말한다. 이곳에 온 아토피

피부염을 가진 어린이는 셀레늄이 함유된 물을 마시거나 얼굴에 뿌리고, 욕조에 들어가 논다.

피부 건강에 셀레늄이 좋다는 것은 피부질환자의 혈중 셀레늄 농도가 정상인에 비해 현저히 낮다는 사실에서 유추할 수 있다. 또 이들 환자에게 셀레늄을 투여하면 피부상태가 개선된다.

우리 몸의 강력한 항산화 효소인 글루타치온페록시다제의 활성이 높아지면서 피부가 좋아지는 것이다.

독일 쾰른 면역.알레르기 전문병원에서 아토피 증상이 있는 20명의 아기(생후 6~15개월)에게 12주간 셀레늄을 먹여본(아기의 체중 1kg당

1970년대생 출산 후 아토피 급증

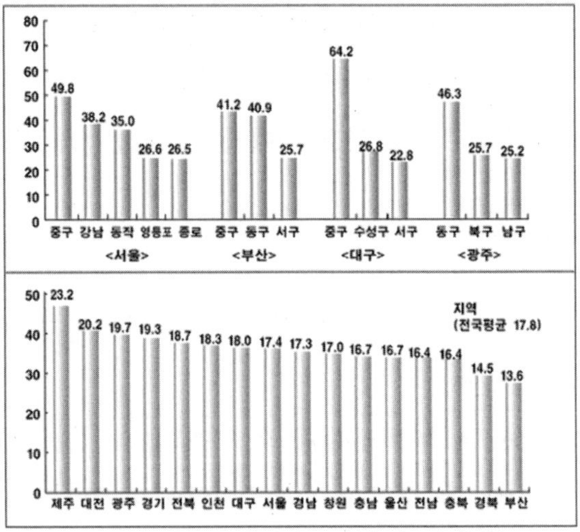

<2003년 지역별 0~4세 유아 100명당 아토피 환자수>

source : 동아닷컴 [건강리포트

7.5μg씩)결과도 주목할 만하다.

셀레늄 섭취 6주 후부터 혈중 셀레늄 농도가 정상 아기와 비슷하게 높아졌으며 아토피 증상도 눈에 띠게 완화됐다고 한다.

셀레늄은 피부보호 외에도 몸 안에서 정상적인 성장발육, 산화 스트레스로부터의 세포보호, 면역기능 향상, 생식기 유지 등에 직 · 간접적으로 관여하는 것으로 알려져 있다.

이중 미국 국립보건원(NIH)이 각별한 관심을 갖는 것은 암, 심장병, 관절염, 에이즈 등에 대한 예방.치료 효과다.

NIH는 셀레늄이 혈관에 쌓이는 유해산소를 제거해 혈관이 굳는 것을 막아준다고 생각한다. 그러나 셀레늄을 심장병 등 관상동맥질환 예방약으로 추천하기엔 아직 증거가 불충분하다는 입장이다.

류머티스 관절염 환자는 혈중 셀레늄 농도가 상대적으로 낮으며 일부 환자들은 셀레늄을 실제로 덜 섭취한다는 사실이 확인됐다.

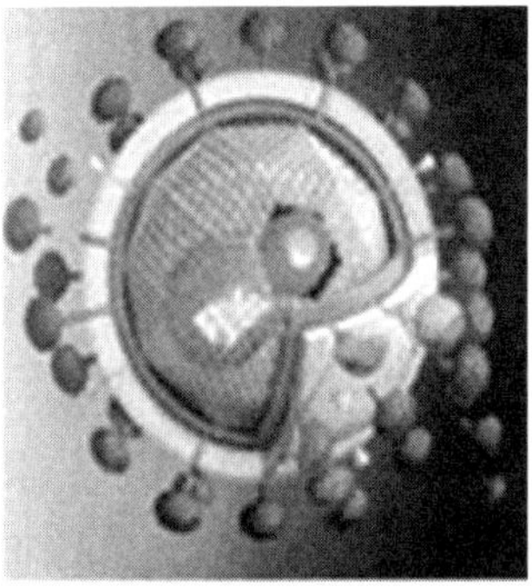
에이즈 원인균인 HIV 바이러스

셀레늄이 유해산소를 줄여 관절의 염증을 가라앉히는 데 도움을 준다는 보고도 있다.

셀레늄 공급은 에이즈 감염자의 생존 기간을 연장한다. 에이즈의 원인인 인간면역 결핍바이러스(HIV)에 감염된 24명의 어린이를 5년간 관찰한 결과 체내 셀레늄 양이 적으면 좀 더 일찍 숨졌는데 이는 셀레늄 결핍이 에이즈의 진행을 촉진한다는 것을 뜻한다.

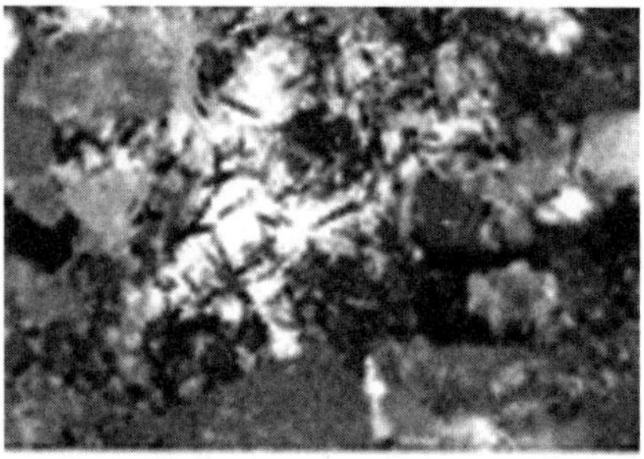

암석에 있는 셀레늄. 길쭉한 바늘 모양이 셀레늄이다.

전세계적으로 5억~10억 명이 셀레늄 결핍상태에 있을 것으로 추정된다.

우리 건강에 유익한 셀레늄을 충분히 섭취하려면 무엇보다 우리가 살고 있는 토양에 셀레늄이 충분히 들어있어야 한다.

식품 내 셀레늄 함량은 토양에 의해 좌우되기 때문이다.

우리나라는 셀레늄 함량이 낮은 화강암이 전 국토의 70%를 차지한다. 특히 남서부 지역 토양의 셀레늄 함량은 0.03~0.06ppm(0.1ppm 이상이어야 셀레늄 적정지역)에 불과하다.

정책적으로 농경지에 셀레늄을 시비施肥하고 있는 핀란드 토양과 비슷한 수준이다(뉴트리 라이프사社 이명희 박사). 따라서 우리도 국민 건강을 위해 비료에 셀레늄을 첨가하거나 셀레늄 강화식품을 즐겨 먹어야 한다는 것이 전문가들의 지적이다.

서양에선 최근 셀레늄을 비타민 C, E와 함께 항산화 칵테일의 원료로 쓴다. 그 자체가 항산화작용이 있는데다(글루타치온페록시다제의 구성성분) 비타민 E와 시너지 효과를 일으키고, 비타민 C의 체내 이용을 돕기 때문이라고 한다. [식품의약전문지] [2003-05-19]

5. 셀레늄은 방사선 피해를 경감한다.

1) 셀레늄, 방사선 치료 부작용 줄인다

–원자력의학원의 이승숙 박사 팀, 방사선 부작용 회복 증진 확인

셀레늄이 방사선 치료시 발생하는 부작용 증상의 회복을 돕는다는 실험 결과가 나왔다.

원자력의학원 실험병리학연구실 이승숙 박사 팀은 방사선 조사 전후 셀레늄을 투여함으로써 방사선 치료의 큰 한계로 작용해 온 골수조혈세포 파괴 등 방사선 부작용의 회복이 크게 증진되는 것을 확인했다.

셀레늄은 방사선 손상에 대한 정상세포의 보호 작용과 방사선에 의한 폐렴증을 감소시키는 데 있어서도 효능을 나타냈다.

방사선 치료 시 발생하는 혈액 내 혈구세포의 감소는 폐섬유화와 더불어 방사선 치료의 가장 치명적인 합병증으로 치료 중단의 주요 원인으로 지적되어왔다.

특히 폐섬유화에 대한 연구는 국내외적으로 많이 이루어지고 있는데 반해 치료과정에서 더욱 큰 문제점으로 작용하는 혈구 세포의 감소 문제는 부작용 발생 시 사후 처리 수준의 보완적 요법에만 의존하고 있는 실정이다.

이승숙 박사팀은 셀레늄의 항산화작용을 근거로 하여 방사선 부작용 감소 효과를 검증하고 임상적용방법을 개발하기 위해 동물실험을 시행, 각장기의 병리 조직학적 변화를 추적했다.

또한 혈액 및 주요 장기의 측정을 통해 항산화작용을 하는 효소 글루타치온 페록시다제의 활성과 셀레늄과의 상관관계를 분석했다.

연구 결과 방사선 조사시 발생하는 골수 내 조혈세포 파괴에 대해 셀레늄 투여가 조혈세포 감소를 완화시키고 조혈작용회복을 촉진시키는 것으로 확인됐으며, 혈구가 모이는 비장에서도 같은 효과를 보였다.

또한 방사선 손상에 대한 보호 작용에 있어서 셀레늄은 비타민E보다 월등한 효능을 보였으며 일부 장기에서는 셀레늄과 비타민E의 병합요법이 효과적인 것으로 나타났다.

셀레늄은 그 동안 암세포 성장억제 및 항암치료의 효과 향상 등 암에 대한 영향을 중심으로 한 보고들이 주를 이루어왔으며 정상조직에 관련된 연구는 미미했다.

이번 연구로 방사선 치료를 받는 환자들의 혈액 세포 보호를 위한 방안으로서 셀레늄 요법을 적용할 수 있는 가능성이 열린 것으로 평가받고 있다.

이승숙 박사 팀은 이를 바탕으로 임상에 적합한 형태를 검증하여 환자 적용의 가능성이 확인되면 부작용을 단계적으로 줄여주는 방사선부작용억제제로 개발, 약제로 실용화할 수 있을 것으로 보고 있다. (약업신문 2004.03.25)

6. 셀레늄이 유도하는 암세포의 자살

천연 셀레늄의 암을 예방하는 능력은 화학적 형태에 따라 달라진다.

앞서 확인한 바와 같이 셀레늄이 효과적인 항암물질이고 셀레늄 식품 보충제로 암의 발병률을 낮출 수 있다는 것은 과학적 사실이다.

암과 관련된 셀레늄의 연구 목적은 셀레늄이 어떻게 암을 예방하는지를 정확히 이해하는 동시에 독성은 최소화하면서 가장 효과적인 항암 능력을 가지고 있는 셀레늄의 화학적 형태를 찾는 데 있다.

셀레늄 식품 보충제를 잘 선택하려면 각기 다른 화학적 형태마다 암을 억제하는 방법이 어떻게 다른지 파악하는 일이 중요하다.

셀레노메치오닌의 특성은 다른 셀레늄 보충제와는 달리 세포 단백질에 무작위로 합성된다는 점에 있다.

메치오닌과 셀레노메치오닌을 세포가 구별하지 못하면 조직에 셀레늄 수치가 가장 많이 올라가고, 항암력이 굉장히 많이 떨어지게 된다.(입과 하이에스 1989)

단백질에서 셀레노메치오닌의 단편이 활발한 메커니즘을 통해 배출되면 항암 효과가 높은 메칠셀레놀을 만들지 못하게 된다. 셀레노메치오닌이 비교적 항암 효과가 떨어진다는 증거는 여러 연구원들이 제시했다.

시험관 실험에서 형질 변환된 BALB/c MK-2 쥐의 각질 세포(스튜

어트등 1999)를 이용해서 셀레노메치오닌은 아니지만, 아셀렌산염(sodium selenite)과 셀레노시스테인을 투여한 모든 쥐에게서 세포 사멸을 유도하였다고 한다.

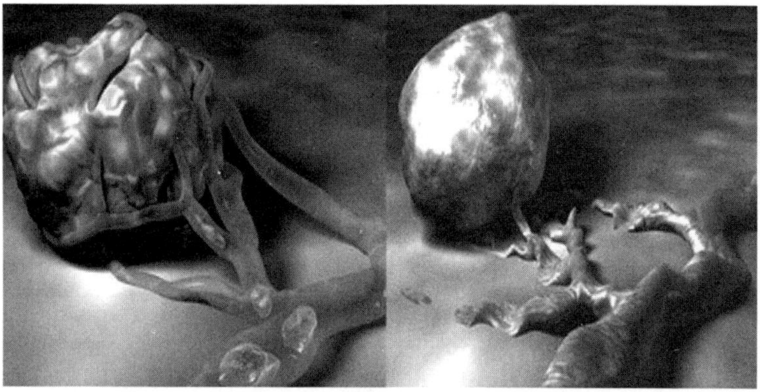

암세포의 자살-혈관으로부터 양분을 공급받지 못해 암세포가 파괴된다.

게다가 피셔 344 쥐를 이용해서 셀레나이트와 셀레네이트가 셀레노시스테인은 아니지만, 발암물질 3.2-디메틸-44-아미노비페놀이 결장 세포의 DNA에 부착하지 못하도록 막는다는 사실을 증명했다.

이런 연구는 결장 세포와 발암물질이 만나지 못하도록 막으면 DNA의 변이를 막아서 결국 결장암을 예방할 수 있다는 사실을 암시한다.

대부분 셀레노메치오닌으로 된 셀레늄의 함량이 높은 효모가 사람의 암을 효과적으로 예방한다는 사실에 근거해서 셀레노메티오닌이 F344 쥐에서 에족시메탄(azoxymethane)이 유도한 결장암을 예방하는지를 알아보는 실험을 했다(레디 등 2000).

실험결과에서 셀레노메치오닌은 에족시메탄으로 유발시킨 결장암의 증식이나 발병에 아무런 영향도 끼치지 않았다. 이는 효모에서는 셀레노메치오닌보다 다른 셀레늄 화합물이 항암력을 발휘한다는 사실을 의미한다.

유방암 세포를 이용하여 메칠셀레노시스테인과 셀레노메치오닌을 직접 비교해 볼 때 셀레노메치오닌은 아니지만, 메칠셀레노시스테인은 암 세포의 단백질 키나아제 C의 활성을 억제했다.

이런 과정을 통해 여러 형태의 암 세포가 자살하게 되며(자비스와 그랜트등 1999), 단백질 키나아제 C를 억제하지 못하는 셀레노메치오닌은 의심할여지 없이 항암제로서는 기능이 조금 약하다고 할 수 있다.

셀레노메치오닌도 세포의 자살을 유도하지만, 셀레나이트나 메칠셀레노시스테인보다 더 큰 함량이 있어야 효과가 있다(베인스 등 1997).

셀레늄은 주로 세포의 자살을 유도해서 항암 능력이 발휘됨을 볼 때 암예방을 위해서는 셀레노메치오닌은 선택하지 않는 편이 좋겠다.

◈ 셀레늄이 유도하는 세포 자살이 필요한 이유

암 예방이나 치료에 있어서 세포의 자살은 중요한 부분임을 알 수 있다.

단백질 키나아제 C(홀건 등 1986)를 억제하는 타목시펜이나 p53이 매개하는 DNA 손상 인식경로를 활성화시키는 시스플래틴(Cisplatir,

백금을 함유하는 화합물로 DNA에 붙어서 세포 사멸을 유도, 암 치료제로 이용)은 결국 세포의 자살을 유도해서 항암 효과를 나타낸다.

지금까지의 증거들로 볼 때 셀레늄의 항암력은 세포의 자살을 유도함으로써 나타남을 알 수 있다. 그래서 가장 효과적으로 세포의 자살을 유도하는 셀레늄 보충제가 가장 효과적으로 암을 예방할 수 있을 것이다.

그런 기준을 가장 잘 만족하는 셀레늄의 두 가지 형태는 셀레나이트와 메칠셀레노시스테인이다. 셀레나이트는 p53이 매개하는 손상 인식 경로와 단백질 키나아제 C를 억제해서 세포의 자살을 유도한다.

메칠셀레노시스테인은 p53이 매개하는 손상 인식 경로를 활성화시키지는 않지만, 단백질 키나아제 C를 억제하는 기능은 가진다. 그러나 셀레노메치오닌은 아무런 기능도 없다.

1994년 키레미디언 슈마허 등의 보고서를 보면, 사람에게 동일한 임상 실험을 해본 결과, 200㎍의 셀레나이트를 투여하면, 그렇지 않은 상태와 비교했을 때 CTL세포의 암 세포 파괴력은 118% 높아졌고, NK세포의 효력은 82.3% 높아진 것으로 드러났다.

또 플라시보를 투여한 그룹에 비교했을 때, CTL세포의 암 세포 파괴력은 62.8% 높아졌고, NK세포는 108% 늘어났다.

셀레나이트를 투여한 그룹의 경우 정해진 숫자의 암 세포를 파괴하기 위해 필요한 림프구의 숫자가 실험을 시작했을 때와 비교했을 때

56.6% 떨어졌고, 플라시보를 투여한 그룹과 비교했을 때는 46.1% 정도 적은 숫자가 필요했다.

이런 결과를 볼 때, 면역체계를 강화시키려면 보통 섭취하게 되는 양 이상으로 셀레늄을 섭취해야 함을 알 수 있다.

(『셀레늄의 혁명』 에드거 N 드레이크. 2003.09)

▣ selenium이란?

자료출처 : 미 국립보건원(NIH)

셀레늄이란 무엇인가?

셀레늄(selenium)은 우리 몸에 필수적인 미량원소(무기질)이다. 이 영양소는 정상적인 산소 대사 과정에서 생기는 프리라디칼로부터 세포를 지키는 항산화효소의 중요한 구성성분이다.

프리라디칼이 세포를 상하게 하고 몇 가지 만성질환을 일으키는 원인이 될 수 있기 때문에 우리 몸은 항산화제와 같이 자유기의 양을 조절하는 방어체계를 가지고 있다. 면역체계와 갑상선의 정상적인 기능을 위해서도 셀레늄은 필수적이다.

어떤 음식에 셀레늄이 들어 있는가?

대부분의 국가에서 식물성 식품이 셀레늄의 주된 공급원이다.

지역에 따라 토양(흙)에 들어있는 셀레늄의 양이 다른데 그양에 따라 흙에서 자라는 식물성 식품에 포함된 셀레늄의 양이 영향을 받는다.

연구에 의하면, 네브라스카주 북부와 다코타주 고원지역의 흙에는 매우 많은 양의 셀레늄이 포함되어 있다. 이 지역에 사는 대부분의 사람들은 미국에서 가장 많은 양의 셀레늄을 섭취한다.

중국과 러시아의 일부 지역의 흙에는 아주 적은 양의 셀레늄이 포함되어 있고, 이 지역에서는 식사를 통한 셀레늄 부족이 자주 보고된다.

한반도 또한 70%이상이 화강암지대로써 토양의 셀레늄 양이 부족한 지역이다.

셀레늄은 육류와 해산물에도 있다. 셀레늄이 풍부한 땅에서 자란 곡식이나 풀을 먹는 동물의 근육에는 셀레늄이 더 많다. 미국에서는 고기와 빵이 셀레늄의 주 공급원이다.

몇 가지 견과류, 특히 브라질넛, 호두도 역시 매우 좋은 셀레늄 공급원이다.

어떤 때에 셀레늄이 부족할 수 있는가?

셀레늄 결핍은 흙에 셀레늄이 매우 적고 따라서 셀레늄 섭취량이 매우 부족한 중국의 일부 지방에서 가장 흔히 볼 수 있다.

셀레늄 부족은 케샨(Keshan)병과 관련이 있다.

케샨병에서 나타나는 셀레늄 부족의 가장 흔한 징후는 심장이 커지고 심장의 기능이 나빠지는 것이다.

케샨병은 하루 셀레늄 섭취량이 남자 19㎍ 이하, 여자 13㎍이하인 중국의 셀레늄 부족 지역에서 나타났다. 이런 섭취량은 현재의 셀레늄의 1일 섭취 권장량에 턱없이 부족한 것이다.

셀레늄은 활성형의 갑상선호르몬을 만드는데 필수적이므로, 셀레늄이 부족하면 갑상선의 기능에도 영향을 미칠 수 있다.

또 연구자들에 의하면, 셀레늄이 부족하면 요오드 결핍에 의한 갑상선 기능 저하를 심하게 하고(역주 ; 요오드가 부족하면 갑상선이 커지고 갑상선에서 만들어내는 갑상선호르몬의 양이 적어짐) 적절한 셀레늄 영양 상태는 요오드 부족이 신경에 미치는 영양을 막아준다.

셀레늄 부족은 영양섭취를 전적으로 완전 비경구적 영양법(total parenteral nutrition, TPN)에만 의존하는 사람에서도 볼 수 있다.

완전 비경구적 영양법이란 소화기관이 작동하지 않는 사람이 정맥혈관 주사를 통해 영양분을 공급받는 방법을 말한다.

소화할 필요가 없는 형태의 영양소를 액체에 녹여 정맥혈관을 통해 주사하는 것이다.

셀레늄 부족을 막기 위해 완전 비경구적 영양법을 통하여 셀레늄을 공급하는 것이 중요하다.

의사들은 완전 비경구적 영양법을 받는 사람이 적당량의 셀레늄을 공급받고 있는지 확인하기 위하여 셀레늄 상태를 모니터 할 수 있다.

심한 소화기관 장애는 셀레늄 흡수를 떨어뜨려 셀레늄이 부족하거나 고갈되게 할 수 있다. 셀레늄 흡수를 떨어뜨리는 소화기관 장애는 다른 영양소의 흡수에도 영향을 미치므로 영양상태를 정기적으로 모니터하여 적절한 치료가 이루어질 수 있게 할 필요가 있다.

어떤 사람들이 셀레늄을 보충해야 하는가?

영양공급을 전적으로 완전 비경구적 영양법에 의존하는 사람은 모두 셀레늄 보충이 필수적이다.

그리고 셀레늄 부족과 완전 비경구적 영양법 사이의 관계가 밝혀진 후로 완전 비경구적 영양법을 하는 동안에 셀레늄을 보충하는 것은 일상적인 일이 되었다.

크론병(역주 ; 장에 만성적인 염증을 일으키는 질환)과 같은 소화기관 장애는 셀레늄 흡수를 저하시킬 수 있다.

대부분의 셀레늄 고갈이나 부족은 수술로 작은 창자의 절반 이상을 떼어낸 사람과 같이 심한 위장관 문제와 관련되어 있다.

의사가 셀레늄 보충이 필요한지 확인하려면, 소화기관 질병이 있고 셀레늄이 피 속에 고갈된 사람을 검사해야 한다.

2부

셀레늄의 약리적 기능

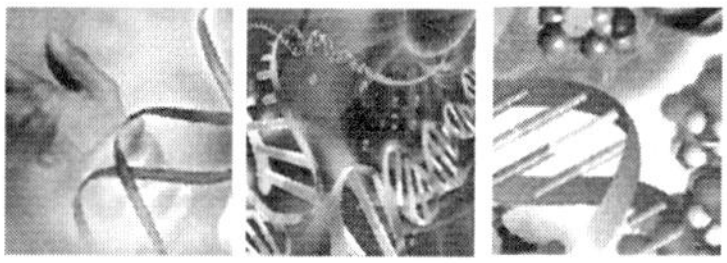

* 21세기의 새로운 발견 셀레늄
* 무기 셀레늄 (sodium selenite)의 약리기능의 임상결과
* 몸에 좋은 셀레늄
  그러나 다 같은 셀레늄이 아니다.
  - 왜 무기 셀레늄이어야 하는가?
* 암의 예방과 치료시 얼마의 셀레늄이 필요한가?
* 섬유셀레늄

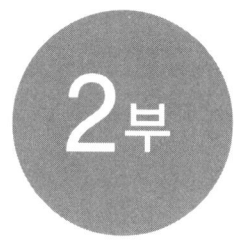

1장

21세기 현대의학의 새로운 발견 셀레늄

21세기 현대의학에서 많은 사람들의 주목을 받고 있는 셀레늄은 인체의 각종 질병을 예방하고 치료하는데 기여할 것이라는 기대감으로 많은 주목을 받고 있는 분야 중 하나이다.

일반적으로 의학분야에서 19세기를 백신개발에 핵심을 이룬 시기로 보고, 20세기는 비타민 의학의 발전이 커다란 성과를 올린 시기로 보고 있다. 그리고 21세기는 생활습관병, 암과 같은 만성질환에 대한 원인과 그 실체들이 다양한 각도에서 밝혀지면서 이와 관련 된 의학 등이 새롭게 조명되어 개척되어가는 시기라고 할 수 있다. 특히 셀레늄 분야는 선진국에서 더욱 주목을 받고 있다.

흔히 우리는 영양학적 측면에서 셀레늄의 기능에 대한 정보는 쉽게 접하였지만, 의학적인 측면에서 셀레늄이 우리 인체에서 작용하는 약리적 기능이나 질병의 발병과 치료에 미치는 영양학적, 임상의학적 기능들에 대한자세한 소개는 원활히 이뤄지지 않고 있다. 또 일반적으로 셀레늄은 미네랄 성분으로서 많은 양을 섭취하면 인체에 독성을 야기시키는 성분으로만 인식하고 있다. 그러나 이러한 성분들이 '인체에 부족한 경우 어떠한 문제점이 생기는가' 에 대한 연구가 21세기에 들어서 비로소 시작되면서부터 셀레늄의 본 모습이 하나 둘씩 밝혀지기 시작하였다.

일찍부터 이미 셀레늄 연구를 도입한 독일 등의 유럽국가들은 셀레늄을 통해 의약계에 새로운 바람을 불러 일으키고 있다. 독일 등의 유럽국가들은 셀레늄을 이용하여 여러 가지 질병을 관리하는 많은 전문재단이나 의학 학회들의 활동이 매우 활발하게 진행되고 있고 현재 2가지 방법의 셀레늄을 전문의약품으로 사용하고 있다. 첫 번째는 셀레늄을 경구용으로 투여하는 방법이고(타블렛 형식으로 50㎍,100㎍, 500㎍로 구분되어 복용되고 있다.) 다른 방법으로는 임퓨전이나 주사기를 사용하여 투여하는 방법(1ml, 5ml용으로 구분되어 있다.)이다.

셀레늄이 의학적으로 활용될 때의 통계에 입각하여 각 나라의 토양중 셀레늄 함량이 높은 곳에서 사는 민족과 그렇지 않은 곳에서 사는 민족에게 발병되는 질병의 종류나 형태, 패턴들을 분석한 결과 셀레늄 함량이 부족한 토양에서 거주하는 사람들이 그렇지 않는 사람들보다 암과 만성질환같은 질병의 발병과 밀접한 관계가 있다는 결과들이 밝혀지고 있다. 또 체내 셀레늄의 함량이 부족할 경우도 암, 만성질환 등에 노출되는 비율과 밀접한 관계가 있음이 밝혀지고 있다.

우리가 음식물 등을 통해 섭취하는 셀레늄의 함량이 부족한 경우 인체는 소모성, 퇴행성 질환이 발병되는 것을 억제할 수 없다. 이는 셀레늄이 우리 인체에서 생성되는 여러 가지 라디칼한 물질, 중금속, 질소화합물, 암모니아 등의 물질들에 의해 인체 조직이 손상되지 않도록 제거시키는 탁월한 기능을 가지고 있음을 말해주는 것이다.

그리고 염증성 질환들인 위염, 위궤양, 퇴행성 관절염, 류마티스 관절염, 암과 같은 대부분의 질병들이 거의 셀레늄의 성분과 밀접한 관계가 있다는 것이 밝혀졌다. 특히 셀레늄은 조혈기능에 탁월한 기능을 수행하기 때문에 물질대사 과정의 기초에 관여한다.

이러한 다양한 기능 중 가장 탁월한 기능으로 꼽히는 것 중 하나가 바로 인체면역감시기구(Immune Surveillance) 생성 기능이다. 셀레늄이 항원을 감지할 수 있는 항체의 인체면역감시기구 생성에 결정적인 역할을 한다는 것이 알려지면서 암뿐 아니라 면역력이 떨어져 발병되는 대부분의 질환에 면역기능을 높여주는 제제로 활용되고 있다. 이렇듯 인체 내에서 나타나는 다양한 의학적 약리 기능들로 인해 셀레늄은 21세기에 새롭게 각광받는 분야로 자리잡아 조명을 받고 있다.

2장

무기셀레늄의 약리기능의 임상결과

1. 셀레늄은 인체 필수 미량원소이다.

셀레늄은 글루타치온 페록시다제(GSH-Px), type-l-iodothyronine -5 ‘deiodase 및 thioredoxin환원 효소이다. 글루타치온 페록시다제(GSH-Px)는 인체의 가장 강력한 항산화 효소 중 하나이다. 세포 독성 수산기로 그들의 분해작용을 기피하기 위하여 수소과산화물과 지방산 과산화물의 분해가 필요 불가결한 것이다. Iodothryonine deiodase은 활동적인 갑상선 호르몬[T3]으로 프로-호르몬 티록신[T4]을 개조한다. 셀레늄은 요오드화물와 함께 갑상선 내분비선의 최적기능을 위해 꼭 필요하다.

Thioredoxin 환원효소는 다른 기능 사이에 세포의 생리적인 산화.환원 잠재력을 유지하기 위해 필요불가결한 항산화효소 체계의 일부이다. 세포내 산화.환원 평형의 유지는 내인성과 외인성 산화제들의 독성을 방어하는 역할로써 중요하다.

인체의 필수미량원소 - 셀레늄의 약리작용

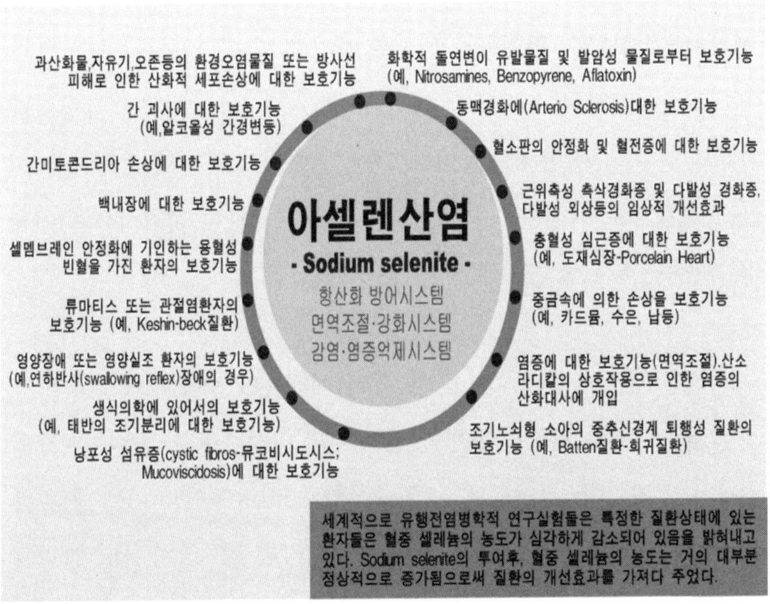

2. 종양학(Oncology)에 있어서 셀레늄의 약리기능

수 많은 연구논문들은 건강한 일반인들에 비해 암환자들의 혈액 내에는 매우 낮은 수치의 셀레늄이 존재함을 보여준다. 글루타치온페록시다제(GSH-Px)의 활동도 같다. 이들 역학자료가 시사하는 것은 혈액 내 셀레늄의 감소는 질병의 발현 전에 이미 지속되고 있다는 것이다. 이후 보다 광범위한 보조 연구논문들은 질병 예방차원에서의 셀레늄의 투여는 암 질환에 있어서 발병률 및 사망률을 모두 감소시킬 수 있음을 증명하였다.

셀레늄은 질병을 예방하는 효력을 가지고 있다.

셀레늄은 미량원소 아셀렌산염(sodium selenite)의 화학적 유형으로 보완적인 암 치료에 이용되고 있다. 이는 일반적으로 인체 내 셀레늄 비축을 보충함으로써 산화와 면역방어체계를 지원하여 결과적으로 인체 종양 등 의 신조직 형성을 억제시키는 역할을 한다.

아셀렌산염(sodium selenite)을 통한 셀레늄의 보충은 세포독소 약물의 효율을 개선시키는데 공헌할 뿐 아니라 방사선치료 및 화학치료의 부작용을 줄여준다. 그러므로 아셀렌산염(sodium selenite)은 종양 세포에 그들의 세포독소 효력을 더 손상시키는 것 없이 시스플라틴(cisplatin)에 의한 신장독소와 아울러 아드리아마이신 항생제에 의한 심장독소를 줄여주는 것 이다.

방사능 요법에서 아셀렌산염(sodium selenite)을 이용한 사전 치료는 암세포가 치료에 대항하여 보다 증가된 민감도를 발현시키는 동안, 방사능의 효력으로부터 건강한 세포를 보호하는 역할을 한다.

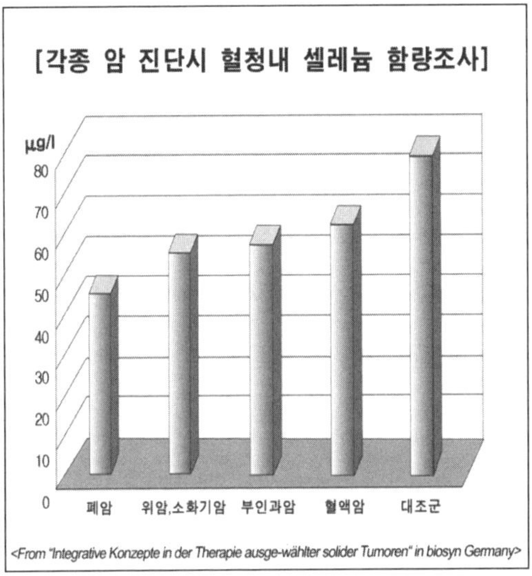

각종 암 진단 시 혈청 내 셀레늄의 함량을 조사해보니 건강한 사람들의 경우에 셀레늄 혈청 용량이 약 80~90㎍ 정도의 수준을 유지한다.

반면에 루케미어나 림포마 환자들은 65㎍ 정도를 유지하고, 부인과 암 같은 경우 50㎍ 정도를 유지하고 있으며, 위암이나 대장암 환자들 같은 경우는 50㎍ 이하, 특히 폐암환자들 같은 경우는 40㎍ 이하로 혈청 내 셀레늄함량이 급격하게 떨어져 있는 상태임을 확인할 수 있다.

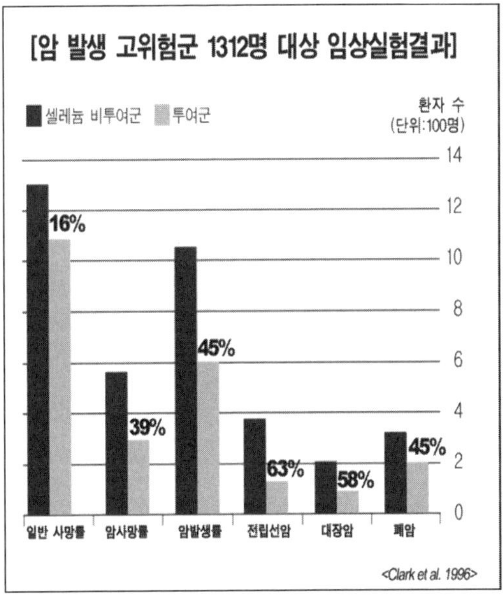

암 발생 고위험군 1312명을 대상으로 셀레늄의 투여 여부에 따른 암 발병확률에 대한 임상실험을 하였다. 그 결과 셀레늄 비투여군에 비해 투여군은 45%정도가 암으로 진행되지 않는다는 결과를 보여주었다.

전립선암은 63%, 직장암은 58%, 폐암은 45%가 암으로의 진행을 차단시킬 수 있다는 결과가 산출되었으며, 두실험군 사이의 사망률도 일반인은 16%, 암환자는 39%나 감소됨을 보여주고 있다. 이 결과는 암의 악성으로의 진행에는 체내 셀레늄의 함량이 많은 역할을 한다는 것을 의미한다.

[암 환자가 복합 항암제 치료를 받을 경우 인체에 생성되는 라디칼 물질 관계]

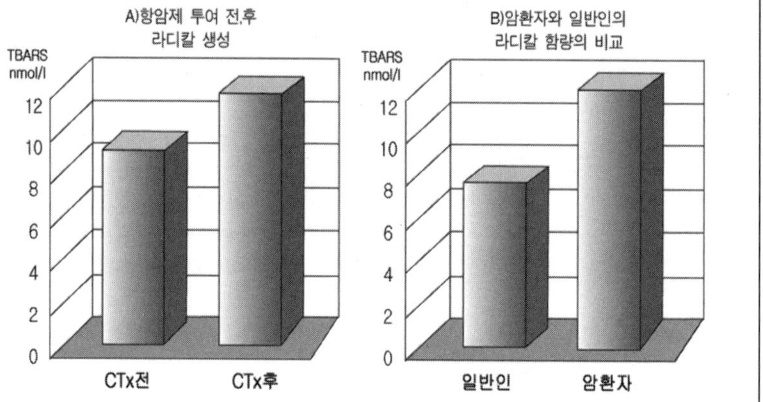

<From "Integrative Konzepte in der Therapie ausge-wählter solider Tumoren" in biosyn Germ

일반적으로 복합적인 항암제치료를 받은 환자의 체내 라디칼 물질 양을 측량해 항암제 치료 전에는 80㎛ol의 라디칼 물질량을 보여주던 환자가 항암제 치료 후에는 거의 두 배에 가까운 110~112㎛ol로 라디칼 물질이 증가하는 현상을 보여준다.

또한 일반인과 암환자들 사이의 체내 라디칼 물질량을 측정한 두 번째 그래프를 통해 정상인에 비해 암환자들의 경우 두 배에 가까운 라디칼 물질이 체내 축적이 되어있는 것을 알 수 있다.

[백혈구세포의 암 세포 공격을 차단하는 효과]

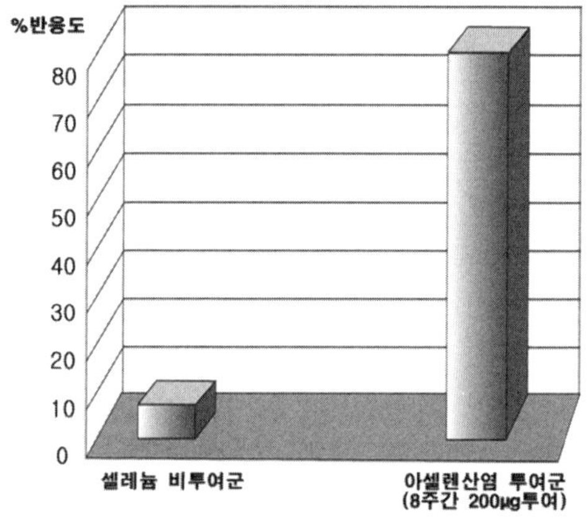

<From "Integrative Konzepte in der Therapie ausge-wählter solider Tumoren" in biosyn Germany>

Head 내지는 Neck Cancer 환자들을 대상으로 셀레늄의 투여군과 비투여군사이에 백혈구 세포가 암세포의 공격을 차단하는 효과를 나타내는 실험이다.

이 실험을 통해 셀레늄을 투여하지않은 경우 백혈구 세포가 암세포의 공격을 차단 할 수 있는 확률이 2~3%정도밖에 안되는 반면에 아셀렌산염(sodium selenite) 200㎍을 매일같이 8주에 걸쳐 투여하였을 경우 암세포의 공격을 78%정도 차단함을 보여주었다.

특히 셀레늄을 투여한 환자는 종양세포를 파괴하는 능력, 세포독성 림프구의 수, 림프구 증식을 증가시키는 미토젠(mitogen)의 기능이 모두 증가하였다.

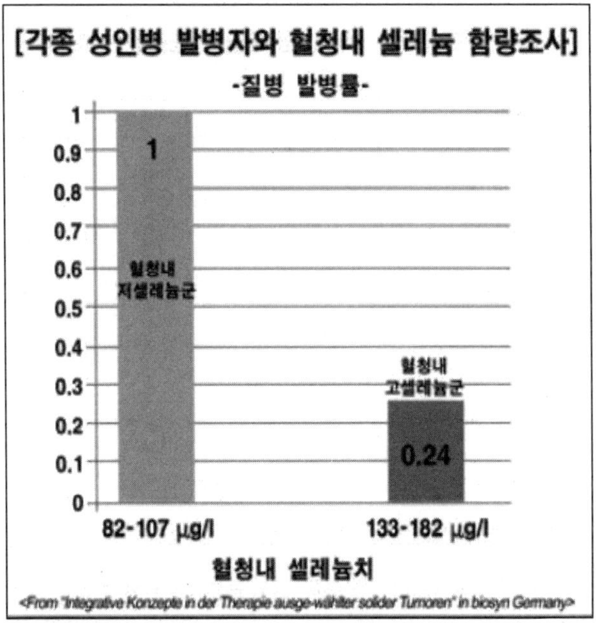

성인남성 148명을 4년간에 걸쳐조사해보았을 때 혈청 내 셀레늄 함량이 81~107㎍ 이하일 경우에는 질병발병률이 100%인 반면, 133~182㎍ 정도의 고함량을 투여했을 경우에는 24%정도밖에 생활습관병이 발병되지 않았다.

즉 거의 모든 질병 발생의 76%정도는 셀레늄 투여로 발병이 차단되는 것을 의미하는 것으로 생활습관병 발병의 예방을 위해서는 133-182㎍ 정도의 혈청셀레늄 함량을 유지하는 것이 상당히 중요하다는 것을 보여주고 있다.

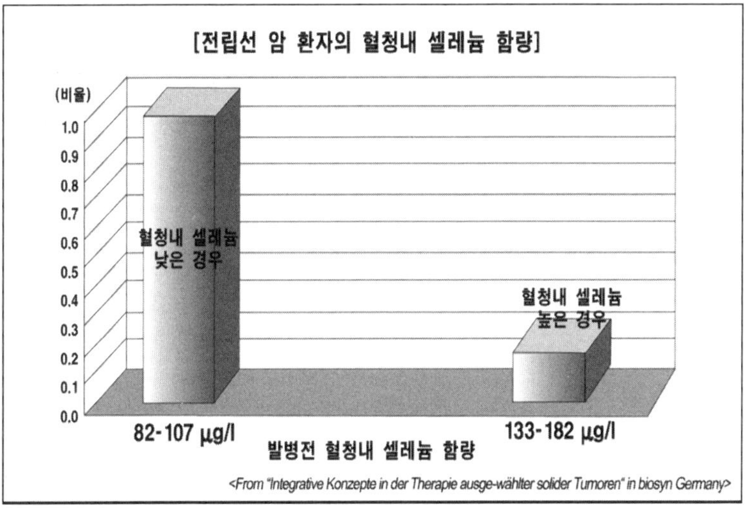

전립선 암 환자들 같은 경우 전립선암 발병률은 혈청 내 셀레늄 함량이 높을 경우 그렇지 않는 경우보다 70~80% 가량 억제되고 있음을 보여준다.

3. 전체적인 영양결핍 환자에 대한 셀레늄의 약리 기능

셀레늄 결핍은 전체적인 영양결핍의 결과에 의해서 발생된다. 이것은 흔히 극소량의 셀레늄 또는 전혀 셀레늄이 포함되지 않은 전체적인 영양결핍이 요인이다. 크고 작은 수술, 그릇된 식이요법 등으로 인해 소변에서의 셀레늄 배설이 관찰되었기 때문이다.

셀레늄은 메치오닌 형태의 유기셀레늄으로 투여된 것보다 무기 형태의 셀레늄으로 투여된 것이 인체 흡수, 이용률에 있어서 최적의 방법이다. 위장질환 및 흡수 불량 증후군에 있는 환자의 경우에 셀레늄 보충이 필요하며 셀레늄 결핍은 보행불능증을 수반하고 초기 신호에서 근육위 통증 및 약화를 가져온다. 특히 어린이의 경우 다양한 착색장애(손톱, 모근의 탈색, 피부 및 머리카락 탈색) 또는 빈혈증으로 발생되는 적혈구의 거대아구성 빈혈 등과 같은 색소 결핍증상을 가져올 수 있다.

장기간 셀레늄 결핍환자의 경우 근질환 또는 심근질환의 발생률을 증가시키며 치료를 하지 않은 경우 사망에 이를 수도 있다. 급성 셀레늄 결핍의 경우는 각종 바이러스 감염원에 의해서 발생요인으로 구분될 수 있다.

그로 인하여 환자가 여러 가지 바이러스 질환에 쉽게 감염될 수 있고, 급성 췌장염, 심근경색, 패혈증 등과 같은 각종 바이러스 질환에 노출될 수도 있다. 셀레늄 보충은 전체적 영양결핍환자에 있어서 신속하게 투여되어야 한다.

셀레늄의 보충은 질병을 정상적으로 회복시키는데 있다. 이는 여러 임상적 변화와 실험 결과를 토대로 증명된다. 장기적 영양 보급을 필요로 하는 환자들 경우에 상당 기간의 장내 분배액의 손실로 인하여 셀레늄 결핍을 증가시키는 위험성을 가지고 있다. 정기적으로 하루에 최소 100~200㎍의 셀레늄이 보충되어야 한다.

4. 집중 치료(Intensive medicine)에 있어서 셀레늄의 약리기능

대사기능장애 또는 세포를 파괴하는 것과 연관이 있는 심각한 급성의 질환들인 패혈증(SIRS), 급성 췌장염, 급성 심근경색, 화상, 다발성 외상, ARDS(성인 호흡기질환증후군), 프리라디칼 형성의 증가를 주도하는 재관류 증후군, 활성산소종(ROS) 등과 질환들은 세포 손상에 직접적인 원인이 되고 프리라디칼과 ROS는 염증 매개체들의 합성을 증가시킨다.

이러한 때 아셀렌산염(sodium selenite) 형태인 셀레늄의 빠른 개입은 설레늄의 결핍을 보충할 수 있으며, 세포를 손상시키는 프리라디칼 및 ROS의 중립 속에서 신체 자신의 항산화 보호체계를 지원할 수 있다. 그러므로 아셀렌산염(sodium selenite)은 세포핵의 면역력 및 세포의 보존에 기여할 것이다.

즉 아셀렌산염(sodium selenite)의 조기 투여는 패혈증 및 급성 췌장염으로 고통 받는 환자들의 치명적인 결과를 감소시킬 수 있다

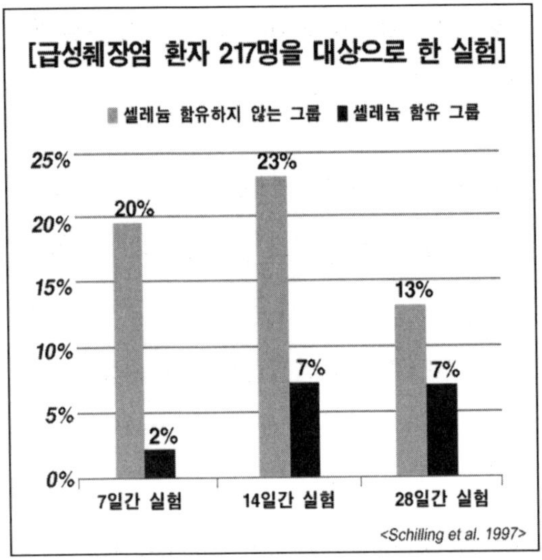

급성췌장염 환자 217명을 대상으로 셀레늄 투여 유/무에 따른 사망률을비교할 때 7일안에 사망할 확률은 18%의 차이를 보이고, 14일 안의 사망률은 23%에서 7%로, 28일 안의 사망률은 13%에서 7%로 절반 정도로 감소하는 현상을 볼 수 있다.

즉 급성췌장염 환자의 셀레늄의 치료는 상당히 좋은 임상효과를 얻을 수 있다는 것을 보여주는 것이다.

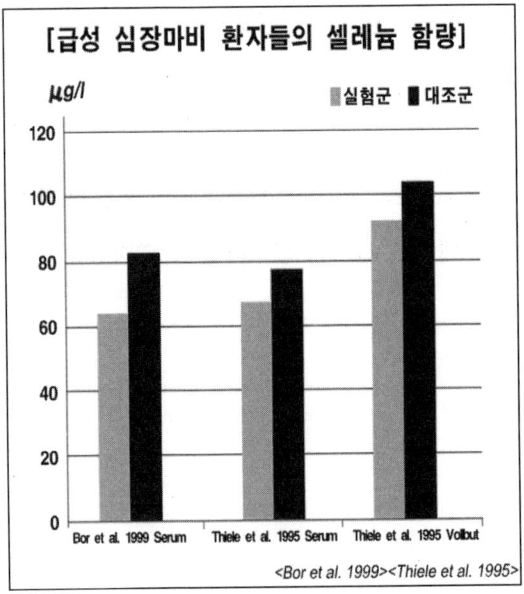

급성심장마비 환자들의 체내셀레늄 함량을 나타내는 연구 논문들의 그래프이다.

급성심장마비 환자들의 체내 셀레늄 함량을 체크하였을 때 일반인에 비해 급성 심장마비 환자들의 경우 20%~10% 정도가 낮은 공통적인 현상을 보이고 있다.

〈패혈증 환자의 생명연장과 셀레늄의 함량관계〉

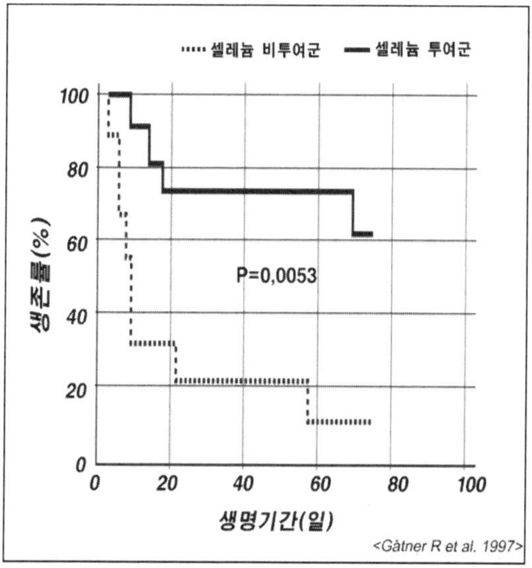

패혈증환자의 생명연장과 셀레늄 함량의 관계를 조사해보았을 때 생존연장 기간이 셀레늄을 투여하지 않은 군에 비해서 셀레늄을 투여한 환자들 같은 경우는 53%정도 늘어났음을 알 수 있다.

앞서 이미 다양한 자료를 통해 셀레늄의 탁월한 약리기능(암 발병의 억제내지는 암치료, 특히 항암치료나 방사선 치료에 뒤따르는 여러 가지 문제점을 해결)에 대해 확인하였다.

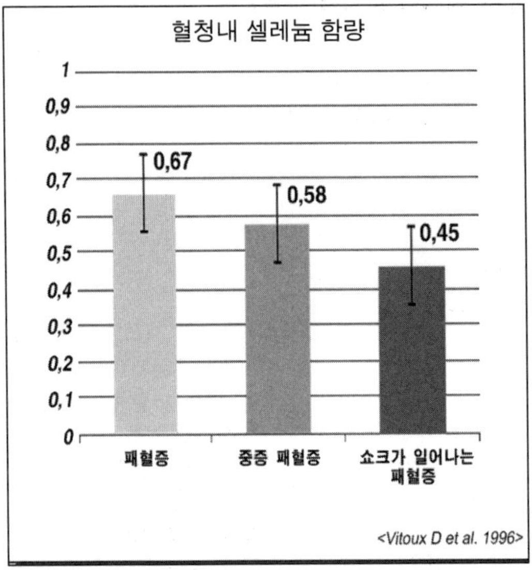

셀레늄의 다양한 약리기능 중 두번째로 뽑는 것이 혈독 환자들(즉, 여러 가지 바이러스나 살모렐라, 식중독균, 뇌수막, 뇌수종 등) 같은 패혈증 환자의 경우, 혈청 내 셀레늄 함량이 일반인에 비해 0.67mol/l이 적은 양을 유지하고 있고,

중증 패혈증 환자의 경우는 0.58mol/l, 쇼크가 일어나는 패혈증환자의 경우는 그보다 더 낮은 0.45mol/l 정도를 유지하고 있음을 나타내고 있는 표이다.

위의 표들은 패혈증의 원인은 셀레늄과도 아주 밀접한 관계를 가지고 있고 혈중 셀레늄의 함량이 떨어져 있는 사람도 이런 패혈증 질환에 많이 감염이 되거나 발병이 된다는 것을 나타내고 있다.

5. 류머티즘(Rheumatology) 환자에 대한 셀레늄의 약리기능

류머티즘 질병은 셀레늄의 고갈과 연관이 있으며 지방친화적인 항산화 비타민들과도 연관이 있다. 그러므로 류머티즘성 관절염은 아라키도닉산(Arachidonic acid)으로부터 류코트라이인(leucotrienes, 과민저속반응물질), 프로스타글랜딘, 프리라디칼 및 지질 과산화물의 형성을 증가시키는 것으로 특징된다. 셀레늄 의존형 글루타치온페록시다제는 아라키도닉산(arachidonic acid)의 일련의 단계적인 반응을 방해하므로 염증유발인자들의 형성을 억제한다.

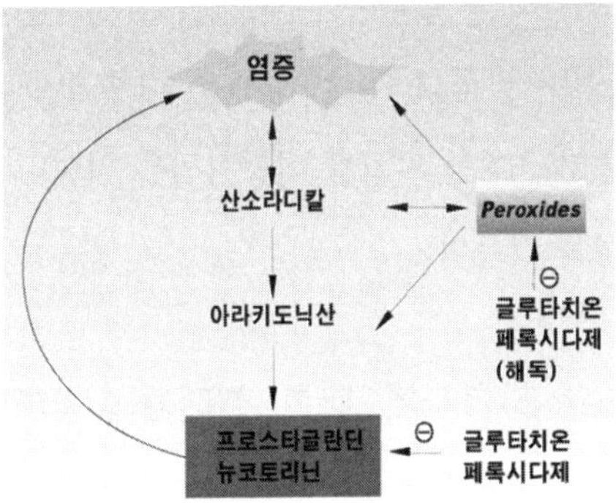

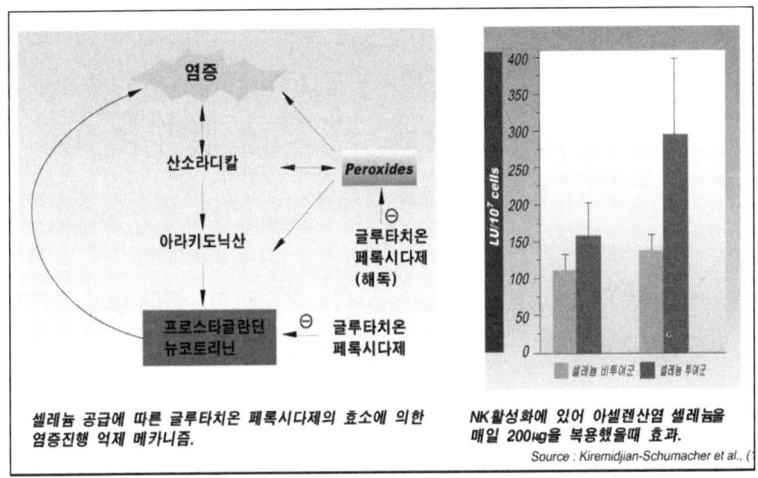

셀레늄 공급에 따른 글루타치온 페록시다제의 효소에 의한 염증진행 억제 메카니즘.

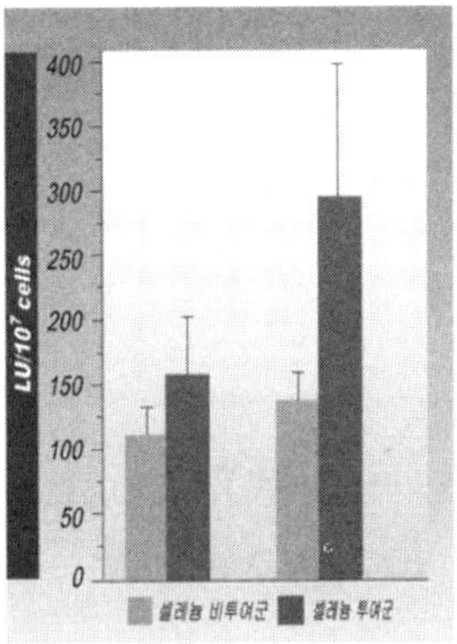

NK활성화에 있어 아셀렌산염 셀레늄을 매일 200㎍을 복용했을때 효과.

Source : Kiremidjian-Schumacher et al., (

류머티즘 치료에 사용되는 글루코코티코이드는 환자의 셀레늄 상태에 부정적인 효과를 보인다. 그러나 아셀렌산염(sodium selenite) 형태의 셀레늄 보충은 글루코코티코이드 투약의 감소에 기여할 수 있다.

아셀렌산염(sodium selenite) 형태로 하루 200㎍의 셀레늄의 복용은 임파세포의 증식 및 암을 파괴하는 T-세포 및 NK-세포를 활성화시키는 작용을 한다.

이러한 효과는 양쪽 IL-2R 하부조직은 세포증식과 활동을 동반한 신속한 IL-2의 내부화를 위한 필요불가결한 매우 친밀한 리셉터를 형성하는데 요구되기 때문에, 인터루킨-2-리셉터(IL-2R)의 양쪽 하부조직의 유도에 의해서 이루어진다. IL-2 유도인자와 함께 셀레늄의 구체적인 조합은 물기가 풍부한 겨우살이 추출액과 같이 환자의 면역반응을 자극함으로써 훌륭한 상승효과를 달성 할 수 있다. 아셀렌산염(sodium selenite)의 또 하나의 중요한 면역학적 효과는 T-세포를 억제하는 억제유전자를 선택적으로 감소시키는데 있다. 이런 효과는 대개 T-세포를 억제하는 유전자를 편들어서 T4/T8의 위치를 이동시키는 원인이 되는 화학요법 이후에 특히 중요성을 갖는다.

6. 림프부종(Lymph edema)환자에 대한 셀레늄의 약리기능

만성 2차 림프부종을 가진 암환자들은 글루타치온(GSH)의 감소로 인해 적혈구의 농도가 감소되어있다. 또한 전체 혈액 내에 낮은 수치의 셀레늄을 함유하고 있다.

반면 세포독성의 지질과산화물(Malondialdehyde : MDA)의 수치 및 4-Hydroxynonenal(HNE)의 수치는 증가하였다. 이러한 불균형은 체내 프리라디칼량의 증가를 의미한다. 프리라디칼의 과도한 방출은 세포기능장애의 원인으로 생각되는 곳인 부종세포 내에서 발생한다.

아셀렌산염(sodium selenite) 형태로의 셀레늄의 복용은 4주 내에 적혈구 GSH의 농도를 빠르게 증가시키며, 혈액내의 셀레늄 수치를 증가시키는 결과를 가져온다. 추가적인 효과로는 증가된 독성합성물(HNE)레벨의 지속적인 정상화에 있으며 부종을 부분적으로 감소시킨다. 즉 아셀렌산염(sodium selenite) 형태로서 셀레늄의 복용은 2차적인 임파부종의 장기적인 관리를 위하여 복합적인 물리적 치료법의 차원으로 전도유망한 보완대체요법으로서 간주될 것이다.

[림프부종-아셀렌산 나트륨으로 치료]

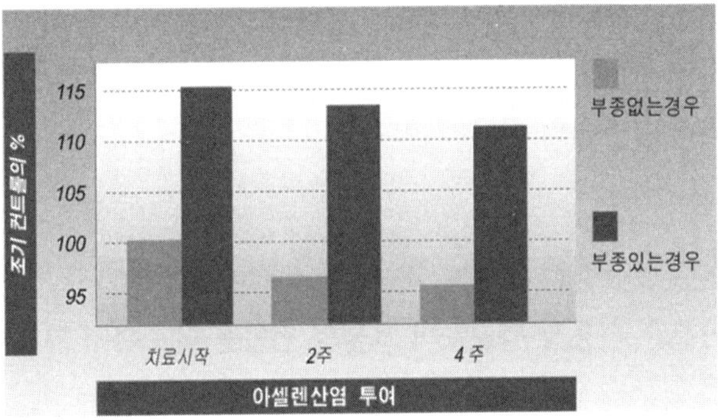

만성림프부종환자에 있어서 셀레늄을 4주동안 투약전후 혈액속의 셀레늄 농도와 림프의 셀레늄량
복용방법 1일-4일 : 아침 300㎍, 낮 200㎍, 저녁 200㎍
5일-28일 : 아침 300㎍, 낮 200㎍

Source: Siems et al. (1

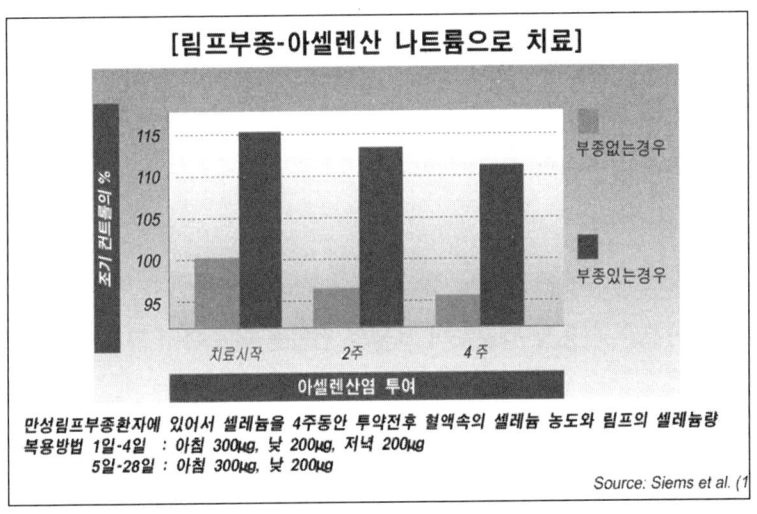

7. 중금속 오염(Environmental disorders)으로의 셀레늄 약리기능

급속한 산업화의 결과로 인체에 해로움을 주는 수 많은 물질들이 끊임없이 증가되고 있다. 이러한 물질들의 대부분은 인간 건강에 해로움을 줄것이며 다른 것들과 함께 암을 유발하는 원인이 될 것이다.

셀레늄의 공급과 유기염산화합물의 오염, 악성의 유방세포에서 표현

되는 에스트로겐 수용체 사이에는 밀접한 관계가 있다. 동물에 의한 셀레늄 실험에서 화학적으로 유도된 암세포의 성장이 억제되었다. 또한 남녀의 불임이 증가되는 것과 환경적 스트레스에 노출되는 시간을 비교 대조해 보았을 때 양자간의 사이에 서로 관련성이 있음을 보여준다.

또한 매우 긴 반감기를 가진 수많은 생체이물질들은 인체의 다양한 기관과 세포에 축적된다. 예를 들어 수은 등의 유해한 물질들의 축적은 인간두뇌 호르몬의 피드백작용을 방해하고 내분비물, 면역학적 또는 심지어 심리적인 장애의 원인이 된다.

인간의 신체기관은 간에서 생체이물질들을 해독하려고 한다. 그렇기 때문에 이것은 수용성 물질로의 그들의 접합을 유도하고 그것들이 분비하게 하는 사이토크롬-P-450효소에 의해 지질친화적 물질들의 활동성을 요구하고 있다. 그러나 그 과정은 매우 잘 해독되어야 하는 프리라디칼의 생성을 유발한다.

아말감(수은과 다른 금속의 합금) 치아 속의 수은은 단백질 황화수소(Sulfhydryl)그룹과 친화력이 매우 높다. 매우 낮은 농도라도 수은은 효소들의 활동을 중지시키는데 충분한 영향을 주며 중간단계에서 대사작용을 손상시켜 면역체계의 활동성을 경감시킨다. 이것은 또한 셀레늄 의존형 효소인 글루타치온 페록시다제(GSH-Px) 및 type-I iodothyronine deiodase에 영향을 미친다.

게다가 수은 및 기타 중금속들은 오수화물 반응을 통하여 수산기를 가진 라디칼들의 형성을 높인다. 아셀렌산염(sodium selenite)은 생체 이물질적 스트레스 및 해로운 중금속들에 대하여 자연적인 방어막을 제공한다.

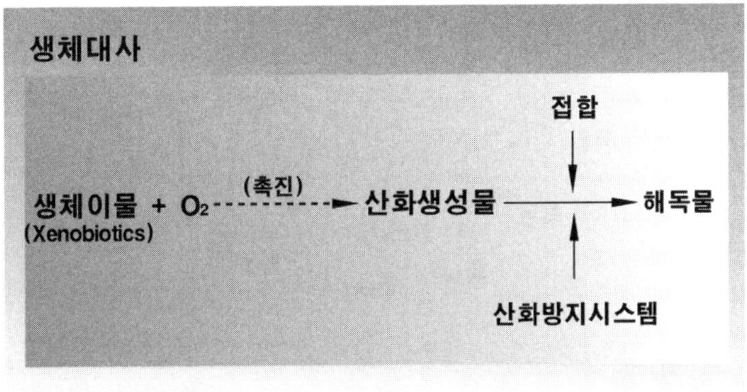

Source:biosyn, Fellbach

독성적인 프리라디칼들은 셀렌기를 내는 글루타치온페록시다제(GSH-Px)에 의해서 해독되고, 중금속들에 대한 셀레늄의 반응은 용해되지 않는 금속 셀렌의 형성을 이끈다. 이러한 과정은 수은의 생화학적 활동을 감소시키지만 중간단계에서 셀레늄의 비활동성을 자극적으로 이끌 것이다. 수은에 고도의 노출은 필연적으로 2차 셀레늄 고갈의 결과를 초래할 것이다. 만약 치료하지 않고 내버려둔다면, 수은의 독성을 증가시킬 것이며 반면에 셀레늄의 적절한 공급은 중금속에 의한 손상을 감소시키게 될 것이다

[셀레늄 상관관계]

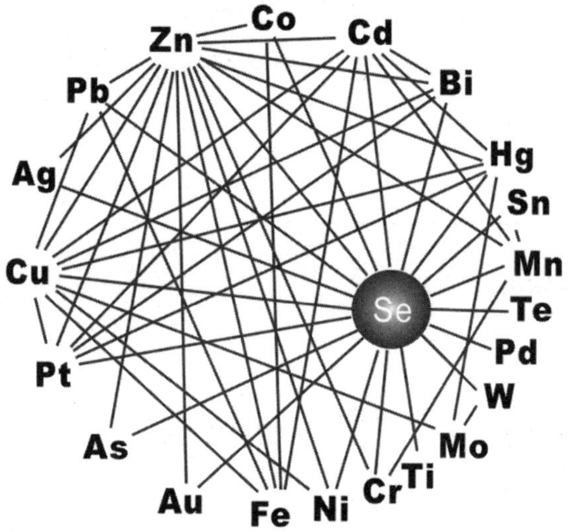

Source: Prof.Dr. G. N. Schrauzer, San Diego/USA

◈ 셀레늄의 중금속 제거 기능

셀레늄의 중금속 제거기능을 살펴보면 셀레늄은 우리 몸에서 문제시되는 거의 대부분의 중금속들과 강하게 결합하는 능력을 가지고 있다.

특히 암을 유발시키는 발암성 중금속이 우리 인체에 들어왔을 경우 체내의 셀레늄은 이들과 결합하여 신속히 체외로 배출하거나 관절에 결착돼 있는 수은성분을 뽑아내거나, 혈중에 들어있는 여러 가지 중금속 성분들과 결합해서 신장 내지는 폐를 통해 바로 체외로 배출시킨다.

수은 등이 뇌세포, 신경세포에 많이 축적되어 있으면 파킨스 질환, 알츠하이머 등의 질병을 야기시킨다. 그러나 셀레늄이 중풍, 치매, 알츠하이머, 파킨스 질환 등을 예방하고 류마티스 관절염 등의 면역질환에 탁월한 효과가 있는 제제이기 때문에 셀레늄을 투여하였을 경우 충분히 예방할 수 있다. 이러한 이유 등으로 셀레늄은 엔톡시피케이션 아니면 디톡시피케이션(detoxification:해독) 시켜주는 쪽에서 가장 탁월한 21세기의 물질이라고 해도 과언이 아닐 것이다.

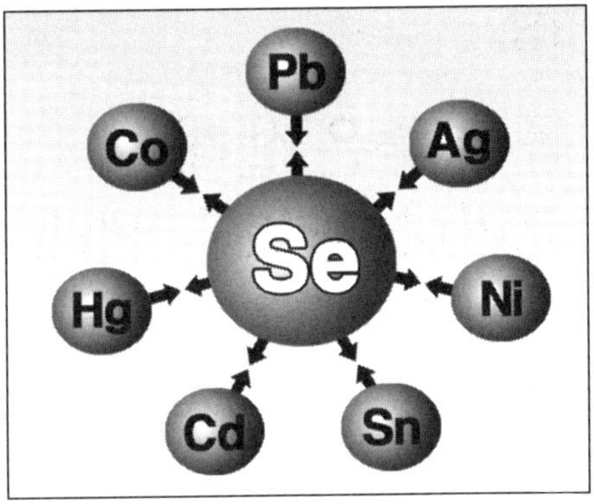

3장

몸에 좋은 셀레늄! 그러나 다 같은 셀레늄이 아니다.

- 왜 무기셀레늄이어야 하는가?

1. 무기 셀레늄(아셀렌산염.(sodium selenite))

셀레늄 결핍의 치료에서 오직 허가된 것은 의약품으로서의 처방이다. 셀레늄 결핍은 집중적인 치료에서뿐만 아니라 종양, 심혈관계 질환과 류마티스 질환에서 진단된다. 무기 셀레늄 처방은 셀레늄 수준을 정상화하는 치료법이다.

유기적으로 결합된 셀레늄은 하나의 아미노산인 셀레노메치오닌(selenomethionine)의 형태로 보통 존재하고, 음식에서 발견된다.

셀레늄 처방에 기초한 유기 효모는 건강한 사람에서 최저의 셀레늄 공급을 증가시키는 음식 보충으로써 작용한다.

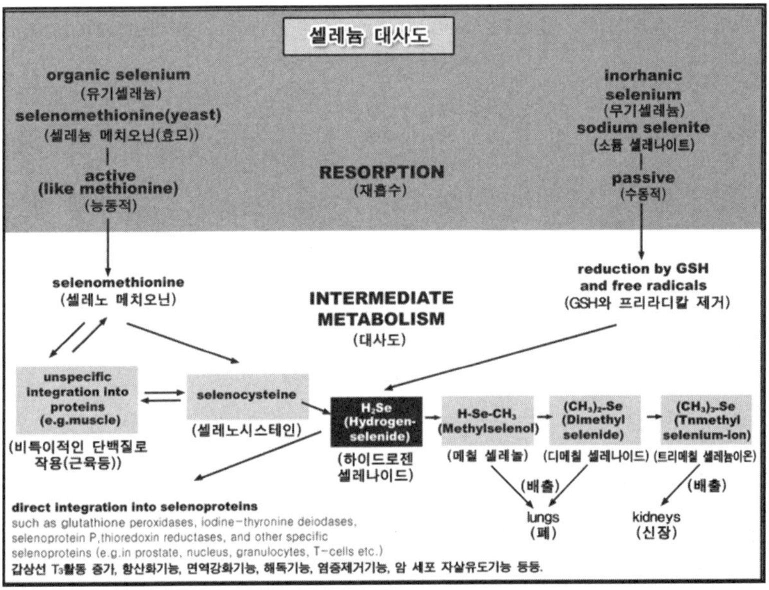

2. 무기셀레늄이 대사 기전에서의 다른점

유기셀레늄 형태인 셀레노메치오닌은 장 점막에서 능동적으로 흡수되는 반면, 무기 형태인 아셀렌산염(selenase로 알려진)은 수동적인 확산을 한다. 최근의 데이터에 따르면 아셀렌산염(sodium selenite)으로부터 셀레늄으로의 실제 흡수율은 셀레노시스테인(selenocysteine)과 메치오닌(methionine)에서 92%와 98%이다. 때문에 아셀렌산염(sodium selenite)으로부터의 셀레늄 흡수와는 다르게 유기 셀레늄 화합물은 즉시 생체에서 이용될 수 없다. 신체에서 셀레노아미노산(selenoaminoacid)은 황유사체와 구별할 수 없고, 정상적인 단백질 합성과정에 들어가며, 신체의 단백질을 비특이적으로 만든다. 셀레노시스테인과 셀레노메치오닌으로써 결합된 셀레늄은 단백질 변환에서 아미노산이 이화작용을 할 때까지 특이적인 셀레늄 경로에 들어갈 수 없다. 단백질 변환에서 셀레늄은 하이드로젠셀레나이드로써 방출되고 셀레노프로테인의 합성에 유용하게 된다. 이러한 방출은 셀레노메치오닌에서 느리다.

프리라디칼과 같이 환원하는 기질의 작용 때문에 아셀렌산염(sodiumselenite)과 같은 무기 셀레늄은 즉시 수산기로 들어가고 셀레노프로테인의 특이적 합성에 유용하게 된다.

실제 생체이용률의 순서는: 아셀렌산염(무기셀레늄) 〉 셀레노시스테인 〉 셀레노메치오닌(유기셀레늄) 순서이다.

무기 셀레늄은 체내에 흡수되어 완전하게 흡수된 후에 생체이용에 사용되고 바로 셀레노프로테인 합성에 이용된다. 또한 무기셀레늄은 유기셀레늄과는 다르게 매우 빠르게 신체로부터 배설된다.

3. 유기 셀레늄과 무기 셀레늄은 언제 이용되는가?

일반적인 사람은 유기적으로 결합된 셀레늄의 하루 섭취량을 음식(하루에 50~100 ㎍)으로 섭취하여도 적당하다. 그러나 이 방법은 장기간 의 더높은 투여는 권장되지 않는다. 그러나 무기 셀레늄 형태인 아셀렌산염(sodium selenite)은 일반적인 사람 뿐 아니라 암, 만성 염증 질환, 집중 치료와 같이 여러 가지 질환에서 일어날 수 있는 셀레늄 결핍을 치료하는데 이용될 수 있다. 일반적으로 하루에 50~2,000㎍/일의 투여량이 정해져 있으나 질병에 따라 다르다.

4. 권장된 아셀렌산염(sodium selenite)의 투여량은?

최대 장기간(3개월 이상) 섭취에 대해 현재 WHO에서 권장하는 셀레늄의 안전한 양은 하루에 400㎍이다. 이것은 셀레늄 결핍 증상이 없는 건강한 사람에게 적절한 것이고, 스트레스가 많은 상태인 사람에게는 적절하지 않다. 또한 이 권장량은 매우 낮은 셀레늄 수준을 나타내는 과도한 프리라디칼 생성과 관련된 질환뿐만 아니라 소모성 질환, 만성 염증 또는 감염을 앓고 있는 환자들은 고려되지 않았기에 따로 분리하여 생각해야 한다. 이 경우 내성이 있는 투여량은 훨씬 높다(하루에 200~2000㎍정도를 권장하기도 한다.).

셀레늄이 프리라디칼 생성과 관련된 질환과 그 밖의 만성질환 등의 치료에서 중요한 수단임이 입증되었다. 1992년에 아셀렌산염(sodiumselenite) 에 대한 논문 발표 이후, 수 많은 연구가 수행되었고 많은 경험들이 모아졌다. 만약 의심한다면 EDTA-전혈에서 셀레늄 분석이 수행되어야 한다. 셀레늄 추가보충은 각종 항산화 물질 기능을 강화시켜 준다고 많은 논문들에서 발표하고 있다.

[1-8일 동안 셀레늄 그룹과 대조그룹에 비교되는 다양한 실험결과]

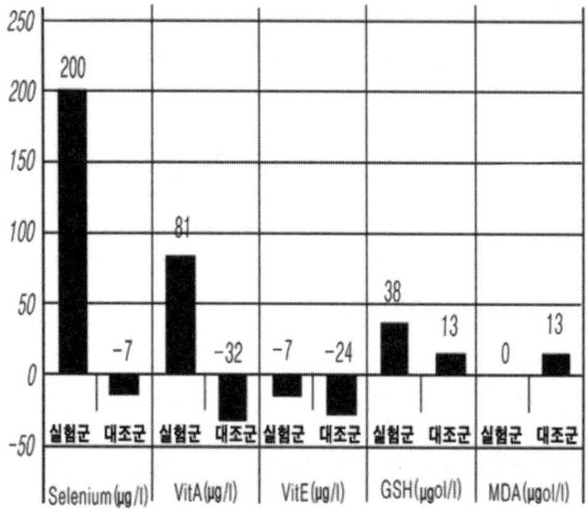

<Birk et al. 1994>

셀레늄을 우리가 활용을 했을 때 항산화 기능 자체가 200정도의 수준을 유지하고 셀레늄을 우리가 투여하지 않았을 때 7정도의 항산화 기능을 우리 몸에서 수행하는 것을 볼 수가 있다.

셀레늄과 비타민 A를 같이 투여를 했을 때 투여하기 전에는 .32정도 수준이었다면 투여한 후에는 81정도로 비타민A의 항산화 기능이 향상되는 것을 볼 수가 있다.,비타민 E 같은 경우에도 셀레늄과 같이 투여하기 전에는 24정도를 유지했던 것이 셀레늄과 같이 투여했을 때 7정도로 향상되는 것을 알 수가 있다.

GSH 같은 경우에 엔자임의 엑티비티가 13이었던 것이 셀레늄을 투여했을 때 38정도, 그리고,인체에 전반적으로 산화되는 정도를 측정했을 때 셀레늄을 투여하기 전에는 약 13정도로 몸의 산화 정도를 나타내는 수치가 셀레늄을 같이 투여했을 때 산화 정도가 거의 0으로 정상적으로 프리라디칼이나 옥사이스트레이티를 통해 몸의 균형상태를 찾는다는 것을 볼 수가 있다., 셀레늄을 항산화 물질(비타민A, E, C 등)과 같이 투여했을 때 각종 우리 몸에서 일어나는 항산화 기능의 상승효과를 가져오는 것을 볼 수가 있다는 것이 밝혀지고 있다.

셀레늄의 약리효과

어떠한 식품이든 셀레늄을 조금씩 함유하고 있다. 특히 요즘은 식품 원료로서 셀레늄 성분이 각광 받고 있다. 유제품인 셀크, 셀렌두부, 셀렌콩나물 등이 그것이다. 그러나 이렇게 식품을 통해 섭취하는 셀레늄이 인체가 필요로 하는 최종단계인 셀렌하이드록신으로 되기 위해서는 복잡한 단계를 밟아야 한다.

예를 들어 1차적으로 메치오닌과 결합해서 셀레노메치오닌 성분이 형성된 다음, 이 성분은 비특이적으로 근육을 형성하는 쪽에 활용이 된다. 그 중 아주 극히 일부는 셀레노시스테인 성분으로 만들어진 다음에 시스테인 성분이 빠져나가고 다시 하이드록시(수산기)와 결합해서 H_2Se물질로 전환되는 것이다.

여기서 알 수 있듯 이것은 복잡한 과정과 시간이 소요되고, 총 100개가 시작을 했다고 해도 H_2Se로 만들어지는 것은 0.1개 정도밖에 안된다. 그러나 무기 셀레늄 성분인 아셀렌산염(sodium selenite) 성분은 그자체가 그대로 체내에 유입되어 바로 H_2Se으로 작용된다. 그래서 우리가 필요로 하는 면역기능의 강화, 라디칼한 물질을 제거시키는 기능, 중금속을 제거시키는 기능, 그 밖에 여러 가지 인체에 필요한 엔자임들을 만들어내는 물질들로 활용된다.

무기 셀레늄인 아셀렌산염(sodium selenite)성분 하나는 유기셀레늄(셀레노메치오닌) 10,000개 정도와 동일하게 비교 될 수 있다. 즉 한개의 무기 셀레늄은 10,000개의 유기셀레늄 성분과 같은 비율로 생각할 수 있는 것이다. 효모 셀레늄을 예로 들어 우리가 10,000개를 섭취해서 이 기능을 수행하려고 한다면 적어도 효모 속에 있는 셀레늄 약 100kg 정도를 복용해야 무기물질체의 아셀렌산염(sodium selenite) 성분 1개 섭취하는 것과 맞먹을 정도로 많은 차이를 보이게 된다.

물론 우리 몸에 필요한 셀레늄 양은 그렇게 많지 않다. 극히 소량이 있어도 생리활성면에서 생리기능을 수행할 수 있지만 특정 질병을 예방, 치료하거나 특정 면역력을 향상시키기 위해서는 바로 활용될 수 있는 H2Se 성분을 그대로 체내에 투입시켰을 때 바로 약리 효과의 목적을 달성할 수 있다. 즉 아셀렌산염(sodium selenite) 형태로 복용 시키거나 주입 시켜줄 때 곧바로 우리 몸에서 약리효과를 기대할 수 있는 것이다.

왜 셀레늄은 비타민 C와 함께 섭취해서는 안 되는가?

비타민C를 셀레늄과 같이 섭취하면 비타민C는 셀레늄(Na2SeO3)(Se+4)을 원소형태의 셀레늄(Se0)으로 환원시키고, 적색 침전물을 만든다. 따라서 두 물질 모두 비록 해롭지 않지만 더 이상 기능을 수행 할 수 없게 되는 형태가 된다. 그렇기 때문에 만약 두 물질이 함께 섭취되어야 한다면, 셀레늄은 음식물을 섭취 전, 아침 공복에, 그리고 비타민 C, 음식 또는 음료수에 포함된 비타민 C를 섭취하기 전 적어도 한 시간 정도 간격을 두고 아셀렌산염(sodium selenite) 투여를 권고한다.

모든 가능한 상황에서 유효한 권장간격은 한 시간이 적절하다.

정맥투여의 경우에서 두 물질 모두 직접적으로 만날 수 있으므로 시간 간격을 지키는 것은 특히 중요하다.

4장

암의 예방과 치료 시 얼마의 셀레늄이 필요한가?

지금까지 셀레늄의 약리효과와 셀레늄 투여를 통한 임상결과를 살펴보았다. 그 중 암이 악성단계로 진전되는 것을 마지막 단계에서 차단시킬 때, 암 환자들을 치료할 때 어느 정도의 무기셀레늄(sodium selenite)이 필요할까? 셀레늄은 통합적인 개념의 기초를 이룬다. 셀레늄은 라디칼 포획자, 면역자극제 및 항종양 작용 물질로서 무기 상태인 아셀렌산염(sodium selenite)의 형태로 투여하며 암이 진단되었을 때부터 암에 대한 후속 간호가 이뤄질 때까지 사용한다.

▶ 종양환자의 경우

종양환자들은 일반적으로 셀레늄의 수치가 낮다. 이것은 종양에 대항하는 암의 예방과 치료 시 얼마의 셀레늄이 필요한가? 능력이 약해졌다는 것을 의미하므로 수술하기 전에 체내 셀레늄의 수치를 맞춰주는 것이 중요하다. 그 다음에 셀레늄을 더 많은 용량으로 투여할 필요가 있는데, 그것은 종양을 절제하는 동안에 발생하는 프리라디칼을 제거하기 위한 것이다.

셀레늄은 화학요법 내지 방사선 치료를 하는 동안에도 이와 똑같은 보호기능을 나타낸다. 아셀렌산염(sodium selenite)의 치료는 면역기능을 향상시켜 주고, 일차적인 치료에서 원하지 않았던 부작용을 줄여주면서도 그 일차적인 치료가 나타내는 항종양 효과를 침해하지 않기 때문이다.

종양환자의 경우 셀레늄을 정제로 투여하며, 종양이나 암세포의 특수성을 감안하여 치료하기 때문에 일반 셀레늄은 추천하지 않는다. 그렇기 때문에 생약형태의 셀레늄을 제공함으로써 흡수력을 높이고 생물학적으로도 최대이용률을 나타내는 무기셀레늄(아셀렌산염(sodium selenite))을 권장한다.

암환자에게 있어서 셀레늄 필요 용량
(Also available on dosage cards)

투여시기	수술 전	수술 중	수술 후	항암치료	항암치료 기간 중 치료가 없는날	방사선 치료	방사선치료 기간 중 치료가 없는날	사후관리	
사용기간	2일	수술전 1시간전	경우에따라	1~5일또는 경우에따라	경우에따라	1~5일또는 경우에따라	일주일중 2일	3달간	상시투여
selenase®	1000㎍의 셀레늄을 경구용 selenase® 상태로 투여	1000㎍의 셀레늄을 주사제 selenase® 상태로 직접 투여	500㎍의 셀레늄을 경구용 selenase® 상태로 투여	1000㎍의 셀레늄을 항암치료 1시간전에 bolus infusion의 selenase® 상태로 투여	300㎍의 셀레늄을 경구용 selenase® 상태로 투여	1000㎍의 셀레늄을 방사선치료 1시간전에 경구용의 selenase® 상태로 투여	300㎍의 셀레늄을 경구용 selenase® 상태로 투여	200㎍의 셀레늄을 경구용 selenase® 상태로 투여	100㎍의 셀레늄을 경구용 selenase® 상태로 투여

(See also: selenase® as therapy module in biosyn's Integrated Concept in oncology, page 21)

예 방	진 단	수술/항암/방사선 치료시	예 방
50-100µg/일	500µg/일	1000µg/일	200µg/일

Selenase® -Sodium selenite in physiologischer Aufbereitung

<From "Integrative Konzepte in der Therapie ausge-wählter solider Tumoren" in biosyn Germany>

예방 쪽에서는 하루에 50~100㎍정도, 암으로 진단되어졌을 때는 하루에 적어도 500㎍정도 투여하는 것이 좋다.

특히 수술치료, 방사선치료, 항암제치료를 받고 있는 환자들같은 경우 독일에서는 치료 받고 있는 동안 매일 1000㎍ 정도를 투여하는 것으로 정형화 되어있고, 암 치료가 끝나고 난 뒤에 사후관리 할 때는 매일200㎍를 투여하는 것이 일반화되어 있다.

▶ 패혈증 환자의 경우

하루복용량	성 인	어린이
치료시작첫날	2,000µg Selen =2xselenase®T pro injectione	20µg/kg KG Selen als selenase®100/T pro injectione
2일째부터 호전 될 때까지	1,000µg Selen =2xselenase®T pro injectione	10µg/kg KG Selen als selenase®100/T pro injectione

<From "Integrative Konzepte in der Therapie ausge-wählter solider Tumoren" in biosyn Germany>

패혈증환자들 같은 경우에는 성인, 아동 투여용량이 다르게 나타나는데, 성인은 1차적으로 치료하는 첫날은 2,000㎍ 즉 500㎍ 4바이얼 정도의 분량을 투여하고, 2일째부터는 1,000㎍ 정도를 투여한다.

아동의 경우 첫날은 체중 당 20㎍정도를 투여하고 2일부터는 임상적으로 호전되고 좋아지는 상태가 됐을 때까지 일주일이 걸리든 한 달이 걸리든 체중 당 10㎍정도를 투여한다.

▶ 림프부종 환자의 경우

질병 또는 수술이나 방사선 치료 후 림프 경로가 파괴되거나 막힘으로써 발생하는 이차적인 림프 부종환자는 많이 발생하고 있으며 그 발

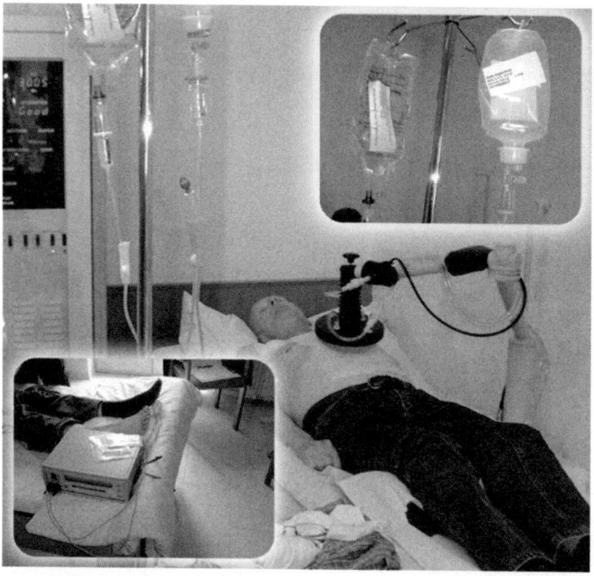

독일 베라메드클리닉의 통합치료(셀레늄+항암치료+온열치료) 모습

생은 점점 늘어가는 추세이다. 이는 거의 전부가 근치적 수술 방법(방사선 치료를 하기도 하고 하지 않기도 함)을 받는 암 환자들의 수가 늘어나고 있기 때문이다.

암 치료 후에 이차적인 림프 부종이 발생하는 빈도는 부종의 위치와 원인에 따라 다양하다.

유방암 치료 후에 발생하는 림프 부종은 6~30%이고, 골반암을 치료한 후에는 1~47%이고, 머리와 목의 암을 치료한 후에는 22~56%이다. 이처럼 빈도가 다양한 것은 부종의 정의定義가 다르기 때문일 수도 있고 추적기간이 다르기 때문일 수도 있으며 림프 부종을 일으키는 위험 인자(예를들면, 노령, 감염 및 비만 등)가 여러 가지이기 때문일 수도 있다.

림프부종은 근본적으로 치료가 되지 않는다. 현재의 치료법으로서는 압박과 운동 등을 병합한 물리치료로 부종의 크기를 줄이고 모형을 원래의 상태로 회복시키며 염증이 생기는 일이 없게 하는 방법뿐이며, 약물요법으로는 이뇨제, 부신피질호르몬(스테로이드) 및 쿠마린이나 플라보노이드 형태의 제제를 사용한다. 그러나 이러한 제제들의 사용에 있어 장기적인 사용에는 문제가 있다. 현재 약물요법 중 가장 희망적인 방법은 아셀렌산염(sodium selenite)과 같은 항산화제를 사용하는 것이다.

아셀렌산염(sodium selenite)은 방사선 치료 때문에 발생한 림프부종의 물리치료 효과를 높여줄 수 있다. 초기의 임상 연구에 의하면, 아셀렌산염(sodium selenite)의 형태로 셀렌을 경구로 보충하면 프리라디칼의 생산이 줄어들고, 림프 부종의 부피가 자연히 줄어들며, 림프 부종에 대한 물리 치료의 효과가 커지고, 만성 림프 부종이 있는 환자에서 여러 부위에 단독丹毒 감염이 생기는 빈도가 줄어든다.

최근에 카세롤러(Kasseroller)는 유방절제술을 받고 나서 이차적인 림프부종으로 고생하는 179명의 환자들에게 위약-조절되고 이중-맹검인 연구를 하여 희망적인 결과를 보고했다(Anticancer Res 1998 발표). 이 연구에서는 부종의 부피가 현저하게 줄었을 뿐만 아니라, 팔에 부종이 있는 환자들에서 피부-주름 지표가 개선되었다. 카세롤러가 사용한 셀레늄 제제는 selenase® 로서 등장성용액 2ml에 셀레늄 100㎍이 든 마시는 앰플로 아셀렌산염(sodium selenite)의 무균 용액이다(독일 펠바하에 있는 비오신 제약회사에서 제조 ; 미국에서는 캘리포니아 주의 칼스바드에 있는 비오신 회사에서 제조).

그 후 독일 하노버 의대에서 카세롤러 박사의 방법으로 48명의 환자들을 대상으로 연구를 한 결과, 셀레늄은 머리와 목 부위(내후두 부위의 부종을 포함)뿐만 아니라 방사선 치료와 관련된 이차적 림프 부종에 대해 좋은 효과를 낸다는 것을 알 수 있었다. 대다수의 환자들에서는 부종의 정도가 줄어들었다.

▶ 기타

여러 가지 급성췌장염(acute pankreatitis) 환자, 급성 심장마비, 심장질환 환자, 뇌수종, 뇌수막염 환자, 중증화상을 입은 환자들에게 치료하는 용량은 다음과 같다

첫날에서 다섯째 날까지는 성인은 1,000㎍의 셀레늄을 투여하고, 어린아이의 경우는 체중당 10㎍ 정도, 6일째부터 임상적으로 호전 될 때까지는 성인은 500㎍정도, 어린아이는 체중당 절반인 5㎍ 정도로 용량을 적절히 맞춰서 이러한 질병에 대처해나가면 탁월한 임상효과가 있음을 알 수 있다.

하루복용량	성 인	어 린 이
치료시작 첫날부터 5일까지	1,000㎍ Selen =2xselenase®T pro injectione	10㎍/kg KG Selen als selenase®100/T pro injectione
6일부터 임상적으로 호전될 때까지	500㎍ Selen =1xselenase®T pro injectione	5㎍/kg KG Selen als selenase®100/T pro injectione

<From "Integrative Konzepte in der Therapie ausge-wählter solider Tumoren" in biosyn Germany>

특히 만성신부전증이나 신장투석을 받고 있는 환자들에게 탁월한 해독능력을 보여주고 있다. 신장 투석을 하고 난 후 성인의 경우에는 500㎍정도의 셀레늄을 주사제를 통해 투여시킨다. 아동의 경우에는 체중당 5㎍정도를 1회마다 투여해도 그렇지 않은 환자에 비해서 환자의 치유력이 향상되는 것을 볼 수가 있다.

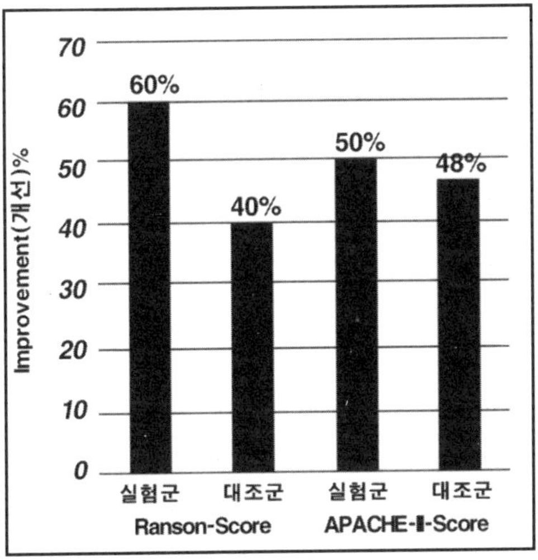

Ulm University hospital의 외과에서 급성 출혈성 췌장염을 앓고 있는 20명의 환자 중 무작위 예비시험에서 치료하였다.

시험군에게 8일 동안 표준치료에 더하여 600 g 셀레늄을 투여하였다.

그 개선율은 각 20%와 2%가 증가하였다. 이는 질병의 임상적 과정 (Ranson-,APACHE-II-Score)의 셀레늄 군에서 회복의 경향을 보여주었다.

5장

섬유 셀레늄

경구용, 주사제 셀레늄에 이어 최근에는 셀레늄 성분이 전사轉事된 셀레늄 섬유제품이 개발돼 피부 등을 통해서도 셀레늄이 인체에 미치는 여러 가지 효능, 효과 등을 얻을 수 있게 됐다.

파장으로 섬유에 셀레늄을 전사시켜서 몸에 흡수되게 하는 발명특허 공법으로 제조된 셀레늄 기능성 제품이라고 할 수 있는데 관절밴드, 허리복대, 매트 등의 제품으로 개발돼 있다.

암, 고혈압, 만성관절질환 등 난치성 생활습관병에 대한 셀레늄의 의학적, 약리학적 메카니즘은 앞에서 설명한 것처럼 이미 전세계 수많은 의과학자들이 임상과 실험연구를 통해 확인했다.

특히 일부 중증 질환들은 이 책의 다른 부분에서 소개했듯이 셀레늄의 투여만으로도 놀라운 치료효과를 보이고 있다.

글루코사민을 먹고 바르고 하며 효과를 보듯이 이 같은 셀레늄 성분을 섬유에 전사轉事시켜 파동을 통해 피부로 흡수토록 하는 것이다.

셀레늄이 중증이나 난치성 관절계통의 질환에 특히 탁월한 효과가 있는 만큼 셀레늄 섬유밴드나 매트 등을 착용 또는 사용하는 것은 의학적, 약리학적으로도 대단히 의미가 있다.

섬유 셀레늄이란?

게르마늄, 세라믹 등 20여종의 광물질과 여러 가지 식품에 함유된 미네랄, 셀레늄 성분을 원사(섬유)에 전사轉事하여 셀레늄 성분이 섬유제품에 함유토록 한 것을 말한다. 한국 전기전자시험연구원, KATRI 국가공인 한국시험 연구원, 한국소비자과학연구센터 등 연구기관의 실험연구결과 여러 가지 기능성 효과들이 인정되었다. 한국 식품의약안전청에서는 의료용구 등으로 허가돼 있다.

섬유셀레늄의 연구 및 실험

일본 지바 의대 교수이자 병원장인 MIHSSHI MINORM박사는 셀레늄이 신경통, 요통, 관절염, 근육통, 디스크 등에 효과가 있다고 밝혔다. 또 일본 동경의대 교수 K.HONDA박사와 S.LNOVE박사는 숙면효과가 뛰어나 스트레스 해소와 피로회복, 불면증에 도움이 된다고 밝혔다.

일본 지바의대 Norihirolse박사와 Emikdnima박사도 미세혈관을 팽창시켜 혈액순환을 도와주므로 고혈압, 심장질환, 당뇨 등 각종 생활습관병의 개선과 예방에 효과를 기대할 수 있다고 밝혔다.

섬유셀레늄의 일반적 효능 및 효과

관절계통 질환에는 광범위한 효과가 있다.

특히 류마티즘, 관절염, 통풍에 대해서는 부기를 가라 앉혀 주고 요산농도를 떨어뜨려준다. 위, 십이지장, 궤양 등은 모세혈관을 확장시켜 혈액순환이 좋아지므로 궤양의 치료와 재생에 도움을 준다. 치질 등에 대해서는 항문, 직장주위의 혈류를 개선시켜 증상을 호전 및 치료시킨다. 그 외, 요통, 어깨결림, 수족결림, 목 결림, 근육통, 자율신경실조증, 피부노화, 동상, 고혈압, 견비통, 오십견 등에도 증상의 개선이나 치료효과를 나타낸다.

일본 연구기관(TORAY research center)의 실험결과 섬유셀레늄에서 92%의 셀레늄 반사율을 나타냈으며 셀레늄이 피하 40mm까지 침투하는 것으로 조사됐다.

한국건자제시험연구원 실험에서는 479/cc의 음이온이 발생하는 것으로 나타났다. 이 같은 섬유셀레늄의 작용으로 인체의 체열이 상승하고 모세혈관이 확장돼 혈액순환이 촉진되며 세포조직 활성화에 따른 신진대사의 활성화가 보고되고 있다.

강원대학교 식품공학과 이현용 교수팀은 셀레늄, 게르마늄 등의 광물질이 인체세포에 미치는 영향 실험결과 위암이나 초기 간암세포를 60~80% 이상 사멸시키는 것으로 나타났다고 밝혔다.

SBS TV 등 일부 언론에 보도되기도 했는데 피부세포는 90%까지 활성화 시키는 것으로 나타났다.

이 같은 연구 등의 결과에 따라 섬유셀레늄은 앞으로 경구, 주사제 셀레늄과 함께 건강증진은 물론 질병치료, 예방의 유용한 방법으로 활용될 것으로 보인다.

3부

세계적 논문에 입각한 아셀렌산염sodium selenite의 임상적 효능 · 효과

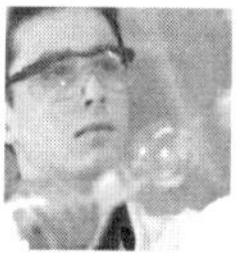
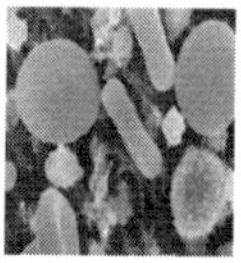
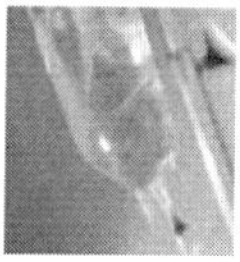

* Basic report for selenase ®
* clinical trials

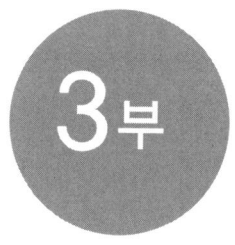

본 임상실험에 관한 정보는 셀레늄 특히 아셀렌산염(sodium selenite)에 대한 임상실험(Clinical Trials)으로 이미 Science지, Lancet, Jama등 유명국제과학저널에 소개되어 SCI 및 SCIE 등을 통해 수 많은 과학자들에게 인용된 셀레늄에 대한 기본정보 및 제품의 유효성 및 안전성에 관한 객관적이고 우수한 정보들입니다.

또한 유럽 최초의 생의약 회사이며 아셀렌산염(sodium selenite) 형태의 셀레늄인 selenase®의 제조사인 독일 biosyn사의 생의학연구소에서 셀레늄 관련 개발전문가들에 의해 "셀레나제에 관한 전문가 보고서"로 편집되어 독일 정부뿐 아니라 각국에 의약품등록시 제출된 자료를 한국어로 번역한 내용입니다.

3부에 색인 된 해당 논문은 각 논문의 Hard copy본으로 약 400여 편에 3,000여 페이지가 넘는 분량이기 때문에 본책에 전부 게시할 수 없음을 양해해 주시길 바랍니다.

본 보고서를 보시고 색인된 해당 논문을 구체적으로 원하실 경우 韓.獨 생의학 학회로 연락 주시기 바랍니다.

Basic Report for Selenase

1. 아셀렌산염(sodium selenite)

▶ 형태 (Type of application)

- 본 자료에 기재된 셀레늄의 주성분은 아셀렌산염 오수산화물 (sodium selenite pentahydrate(selenase..))이다.

- 본 보고서 전체 내용은 EC/83/2001 령의 10.1(a), (ii)에 따른다.

- 아셀렌산염(sodium selenite)으로 만든 의약품은 2001년 2월 네덜란드에서 승인되었고 EC회원국 간의 상호인정절차에 따른다.

▶ 화학적/약동학적 특성(Chemical and pharmacokinetic properties)

아셀렌산염(sodium selenite) 형태로 경구복용 후 selenite는 주로 소장에서 흡수되나, 소장 내 흡수는 인체의 항상성 메커니즘에 의해 조절되지 않는다. 또 셀레늄의 흡수율은 부수물질 및 아셀렌산염(sodium selenite)의 농도에 의존하기 때문에 44%~89%가 대부분이고 때로 90%를 넘기도 한다.

이때 아미노산 시스테인은 아셀렌산염(sodium selenite)의 흡수를 강화시키는 요인으로 작용한다.

무기셀레늄(아셀렌산염(sodium selenite))은 인체 내에 저장되지는 않지만 혈액 속에 남겨지며 셀레노프로테인의 즉각적인 합성에 이용된다.

무기셀레늄(아셀렌산염(sodium selenite))의 가장 대표적인 대사성 풀(pool)로는 두가지가 존재한다.

첫째는 기능적으로 중요한 화학물의 합성 및 대사작용을 제공하는 모든 형태의 셀레늄을 통합함으로써 교체 가능한 대사성 풀(pool)로서 인체 내에 존재하는 것이다.

두 번째는 셀레늄 풀(pool)에 기여하는 모든 셀레늄프로테인을 포함한다.

인체에 나타나는 셀레늄의 총량은 4mg~20mg 사이이다.

인체는 복용한 용량에 따라 신장 또는 호흡기를 통해 배출하는데 일반적으로 경구를 통해 섭취한 셀레늄의 50%~70%는 신장을 통해 트라이메칠셀레늄 이온(trimethylselenonium ion)의 형태로 배출된다.

▶ 징후 (Indications)

음식물로부터 상쇄할 수 없는 임상적으로 증명된 셀레늄 결핍.

▶ Posology(약량학. 藥量學)

- 경구용 : 1일 100-200㎍ 셀레늄(selenium)투여.

필요시 500㎍까지 증감가능. (1~2앰플 혹은 5앰플)

- 주사제 : 1일 100-200㎍ 셀레늄(selenium)투여.

필요시 500㎍까지 증감가능. (1~2앰플 혹은 5앰플, 500㎍ 주사제).

☞ 셀레늄 의존형 반응에 대한 '병리-생리적 관련성' 은 인간 및 동물에서 셀레늄 결핍에 대한 임상연구 결과에서 증명되었다. :

셀레늄에 함유 된 글루타치온 페록시다제(GSH-Px)는 류코트리엔(leukotrienes. 항원에 대한 면역 반응에서 백혈구가 생성해 내는 물질), 트롬복산(thromboxanes. 생리 활성물질) 및 프로스타사이클린(prostacyclins. 항응혈 혈관 확장제)의 대사작용에 영향을 미친다.

그러나 셀레늄 결핍은 면역학적 방어체계의 반응, 특히 비특이적 세포 및 체액반응에 영향을 주며 간장에서 효소들의 활동에 영향을 미친다.

또한 셀레늄 결핍은 산화적 또는 화학적으로 유발된 간의 손상을 더욱 증가시키며 수은 및 카드뮴과 같은 중금속의 독성을 가속시키는 결과를 초래한다.

2. 아셀렌산염(sodium selenite)의 기본정보

1) 존재와 적용 (Occurrence and coverage of supply)

토양의 셀레늄 함량이 토양의 비옥함이나 형태에 따라 다르고 지구화학적 조건 때문에 고려해야 할 변수들이 보여질지라도 지구표면 여러 곳에셀레늄은 존재한다. 그러나 그 토양에 함유된 셀레늄의 함량은 각기 다르다.

즉, 높은 셀레늄을 함유하고 있는 토양과(중국의 일부 및 미국 중서부 등)셀레늄 함량이 매우 낮은 지역들도 있다(중국의 일부, 독일, 뉴질랜드 및 필란드 등).

식물에서 셀레늄의 생체이용성은 화학적 결합 정도 및 토양의 pH값에 의존한다. 황산염이 함유된 토양에서 식물에 의해 흡수된 셀레늄은 황산에 의해 줄어 든다.

즉 셀레늄의 유용성은 토양이 셀레늄이 중금속과 반응함으로써 오염되었거나 가볍게 용해될 수 있는 금속성 셀레나이트로 형성되면 감소되어진다.(Kuklinski et al., 1990). 그러므로 토양에서의 셀레늄 농도는 음식사슬을 위한 결정적인 기준이 된다.

대부분 인간에 있어 셀레늄의 공급은 동물성 단백질과 함께 이루어진다. 물고기와 물고기 가공품은 평균 247㎍/kg의 셀레늄을 함유하는 반면 곡류는 단지 141㎍/kg만을 제공한다.(Oster 1996)

과일 및 채소, 빵과 씨리얼에 함유된 셀레늄은 소량으로 대개 18㎍/kg 및 4-8㎍/kg 정도이다.(Oster 1996, Schulte 1988).

음식과 함께 섭취해야 할 일일 셀레늄에 관한 정보는 다양하다.

그 예로 미국, 캐나다 및 일본과 비교하여 독일의 셀레늄 공급은 매우 낮은 수준이며 심지어 공급 이하 수준인 핀란드의 수준보다도 낮다.

독일인의 평균 셀레늄 섭취량은 남자는 47㎍/day이며, 여자는 38㎍/day이다.(Oster and Prellwitz 1989a, 1989b) 유사한 결과로 독일인의 평균섭취량을 46㎍/day으로 결정한 Haas(1994)에 의해서도 알 수 있다. 이러한 수치를 비교하면 미국의 인구대비 셀레늄의 공급은 60㎍~150㎍ 사이이다.(Oster 1992)

중국 셀레늄 결핍지역에서 케산병(Keshan-disease)의 임상적 증상을 예방하기 위한 기본적인 요구량은 여자의 경우 16㎍~19㎍이며, 남자의 경우는 21㎍이다.(Yang et al., 1988, 1989a, Levander 1997).

독일영양학회는 성인 하루 섭취량을 30~70㎍으로 권장하고 있으며, 반면 미국 US Food and Nutrition board가 2000년에 기준을 마련하여 제시한 일일 섭취허용량(RDA)을 19~50세의 남녀에게 각 55㎍으로 권장한다(DGE2000, DRI2000)

그러나 앞서 인용된 수치는 적절한 셀레늄 공급을 위한 목표값을 반영하는데 필요로 하는 것은 아니다. 셀레늄 공급과 심혈관계질환 및 암 발현과의 관련성에 관한 병리학적 관점에서 다른 저자들은 하루 섭취량을 250㎍~300㎍이 이상적인 것으로 간주하고 있다.(Schrauzer 1983, Hocman 1988).

심지어 Sakurai 와 Tsuchiya(1975)는 인체 내에서 최대 받아들일 수 있는 일일 섭취량을 500㎍까지 제안하였다.

셀레늄의 요구량을 결정하기 위해 많은 연구들은 셀레늄 활용에 의존적인 효소인 혈장 글루타치온 페록시다제(GSH-Px)의 활동성을 언급하고 있다. 그렇기 때문에 체중 당(1㎍/kg) 셀레늄 섭취는 글루타치온 페록시다제 효소를 위해 채워질 필요가 있다.(Oster 1992).

그러나 건강한 지원자를 상대로 실시한 셀레늄 보충은 하루 200㎍의 추가적인 공급이 혈소판 GSH-Px의 활성을 30% 증가시키는 것으로 알려지고 있다(Alfthan et al. 1991)

2) 결핍증상(Deficiency symptoms)

셀레늄의 체내 결핍 증상은 Schwarz 및 Foltz(1957)에 의해 결정적인 발견이 이루어졌는데, 기존의 심각한 건강 손상과 그 밖의 몇 가지 질환들이 셀레늄 결핍에 기인한 것으로 밝혀졌다.

동물들에게 나타나는 백근증(white-muscle disease)을 대표적인 셀레늄 결핍의 예로 들 수 있다. (Schrauzer 1983)

사람들에 대해서는 중국에서 발견된 케산병(keshan-disease) 및 심근경색증을 볼 수 있다.(Chen et al 1980) 그리고 이러한 셀레늄의 결핍은 케산벡병(keshan-beck disease), 풍토성 골관절증(endemic osteoarthropathy) 등과 연관된다. (Sokoloff 1985)

심각한 셀레늄 결핍은 장기간의 비경구적 영양공급에 의해 나타난다. 1980년이후 한계적인 셀레늄 공급과 심장혈관질환, 암 및 염증성질환 같은 만성질환과의 관계가 명백해졌다.

현재의 연구들은 응급 중환자 치료에 셀레늄 사용이 평가되고 있는데, 그 예가 바로 패혈증, 췌장염, 림프부종등에 대한 치료들이다. 이러한 질병의 원인이 셀레늄 결핍상태에 의한 요인때문인것으로 밝혀지고 있기 때문이다.

셀레늄 결핍과 관련된 질환들은 매우 심각한 병후를 나타내며 때로는 생명을 위협하기도 한다. 그러므로 셀레늄 보급을 통하여 결핍환자를 치료 및 관리하는 것은 절대적으로 필요하다.

셀레늄이 체내에 공급되는 형태는 음식물의 섭취에 의해 투여되는 유기 셀레늄 및 셀레늄 효모(셀레노메치오닌, 셀레노시스테인)와 아셀렌산염(sodium selenite)과 같은 형태의 무기셀레늄이다.

하지만 이들 각기 다른 셀레늄의 화학 성분은 생체이용률과 대사작용 경로 측면에서는 그 성격이 서로 다르다. (Neve 1995, Johansson and Westermark 1993)

기타 임상적 연구는 아셀렌산염(sodium selenite) 물질로 수행되어 셀레늄 결핍의 보상에 있어 주성분의 효능을 보여주었다.

특히 아셀렌산염(sodium selenite) 오수화물을 함유한 selenase® 제제의 투여는 임상적 증상에 대한 셀레늄의 최적 상태를 이끈다. 그러한 이유로 대부분 이러한 연구는 아셀렌산염(sodium selenite)의 수용성 용액 형태로 투여되었으며 복용 형태는 selenase® 제제에 적용된 투여 형태로 진행되었다.

3. 임상약리학 (Clinical pharmacology)

1) 약리학적 특성(Pharmacodynamic properties)

셀레늄은 인체 장기 중 몇 가지 효소들의 공동인자이며 필수 미량원소에 속한다.

셀레늄을 포함하는 25프로테인 이상 또는 프로테인 하부단위가 확인되었고, 그들의 활동에 셀레늄이 임상적으로나 생화학적으로 가장 효과가 있는 것을 볼 수 있었다.(Behne and Kyriakopoulos 1995)

그러나 셀레늄의 모든 효과가 다른 효소들의 활동에 전적으로 영향을 미치는 것은 아니며, 효소활동에 의존적이지 않는 몇몇 구체적인 효과들도 존재한다.

바로 다음 부문에서 효소들의 독립적인 셀레늄 효과에 따르는 기능과 주요 셀레늄 의존 효소들에 대해서 설명할 것이다.

▶ 글루타치온 페록시다제(GSH-Px)

GSH-Px의 활동 핵심에서 selenocysteyl의 잔여물을 수송하는 다른 셀레노엔자임(selenoenzymes)과 같이 셀레늄 의존형 효소로서 가장 크게 특징 지울 수 있다(Rotruck et al 1973).

GSH-Px의 기능은 하이드로겐페록시드(hydrogen peroxide)뿐만 아니라 지질(lipid), 스테로이드(steroid) 및 DNA-과산화물(peroxides)(Fox 1992)을 감소시킴으로써 유독한 산화과정들(Siems et al 1996a,b)로부터 조직 및 세포를 보호한다.

그밖에 셀레늄 의존형 효소로는 간세포 및 주로 혈액에서 확인되는 세포내(intracellular)-GSH-Px, 혈장-GSH-Px, 위장(gastrointestinal)-GSHPx 및 피막에 쌓인 인지질 하이드로과산화물(membrane-bound phospholipids-hydroperoxide GSH-Px)들이 있다.

(Behne and Kyriakopoulos 1995).

이러한 4가지 동질효소들은 기질 특이성 및 조직분포 그리고 각기 아미노산 과정에 의해 달라진다.

세포 속의 GSH-Px는 세포 밖의 GSH-Px가 과산화지질을 취하는 동안, 물에 용해될 수 있는 하이드로페록시다제(hydroperoxides)를 감소시킨다.

인지질 하이드로페록시다제(Phospholipid-hydroperoxides) GSH-Px는 세포막상에서 콜레스테롤 페록시다제(cholesterol peroxides) 및 지질 페록시다제(lipid peroxides)를 감소시킨다.(Ursini et al 1985)

또한 GSH-Px는 글루타치온(glutathione)으로부터 페록시다제(peroxide)로의 하이드로젠(hydrogen)의 이동을 촉매한다. (Ganther er al 1976,Schmidt and Bayer 1988)

이러한 페록시다제(peroxides)의 감소는 물과 부수되는 알코올의 형성을 가져온다.

효소의 활동영역에 있어서의 셀레늄 잔여물은 먼저 산화되고 다음 단계에서 글루타치온에 의해 다시 감소된다. 산화된 글루타치온은 GSHreductase(환원 글루타치온-환원효소)에 의해 재생산되며, 요구된 감소 등가물(NAPDH + H+)은 펜토스인산회로(pentose-phosphate cycle. 글루코스를 출발점으로 하는 대사경로)에 의해 공급된다.

세포를 손상시키는 페록시다제(peroxide)는 UV-방사선의 영향, 오존, 화학물질 또는 중금속 등의 외인성 인자 또는 내인성 과정의 결과물로써 만들어 질 수 있다. 그래서 백혈구막에서 구체적으로 확인된 NADPH-oxidase는 세포 안 및 세포 밖 페록시다제 음이온의 발생 원인이 된다.(Fox 1992)

페록시드 디스뮤타제(peroxide dismutase)와 반응한 후에 형성된 하이드로겐 페록시다제(hydrogen peroxide)는 GSH-Px에 의해 감소되며 시토크롬(cytochrome) P450-system은 세포 안 GSH-Px로 이송된다. 그리고 페록사이드 디스뮤타제(peroxide dismutase)에 의해 하이드로겐 페록시다제(hydrogen peroxide)로 전도되는 세포 내 페록시다제 라디칼(peroxide radicals)을 증가 시키는 원인이 된다.

또한 내인성/외인성영향에 의해 형성된 프리라디칼은 페록시다제(peroxide)의 성장을 가져올 수 있다.

인지질은 세포 막에서 페록시다제(peroxide) 음이온과 반응에 의해 산화 되어 진다.(Fox 1992, Behne and Kyriakopoulos 1995). 이러한 인지질 페록시다제(phospholipid peroxides)는 GSH-Px의 적절한 이용에 의해 지방산을 감소시킬 수 있으며, β-oxidation을 경유하여 대사작용으로 분해될 수 있다.

GSH-Px는 프리라디칼의 분해에 직접적으로 기여한다.

GSH-Px의 상이한 유형의 감소적인 방어막의 결여 또는 GSH-Px

의 활동성의 감소는 목표 세포조직에 변형을 초래할 수 있다. 그래서 만약 식균작용 과정이 감소되지 않는 중에 페록시다제(peroxides)가 진전된다면, 식세포는 심각하게 손상될 수 있다(Schmidt and Bayer, 1988).

마찬가지로 만약 그들의 농도가 증가한다면 산소 수송 중에 적혈구 내에서 형성된 지질 페록시다제(lipid peroxides)는 마침내 용혈현상을 초래할 수 있다.

게다가 GSH-Px는 염증성 과정에 있어서 중요한 역할을 한다(Van Rijet al 1987). 줄어든 GSH-Px활동으로 발생된 프리라디칼의 초과량은 아라키돈산(arachidonic acid)의 효소 산화(enzymatic oxidation)를 일으킬 수 있다. 이러한 과정은 염증성 질환에 있어서 매우 뚜렷하게 프로스타글라딘(prostaglandins), 류코드리엔(leukotrienes), 수산기 지방산(hydroxyl fattyacids) 및 lipoxidase(지방산 산화효소)와 같은 염증성 매개물들의 합성을 일으킨다. (Adam and Kramer 1995). 셀레늄을 포함하는 GSH-Px는 또한 12 hydroperoxyeicosatetraenoic acid (HPETE)를12- hydroxyeicosatetraenoic acid(HETE)로 바꾸는데 촉매작용을 한다.

그 결과 In-vitro 연구(체내에 관련된 연구)들은 12-HPETE가 셀레늄 결핍을 누적시켜 프로스타사이클린 신타아제(prostacyclin-synthase)를 억제시키고 프로스타사이클린(prostacyclins)의 생성이 감소되는 현상을 보여주고 있다.

프로스타사이클린 트롬복산 비율(prostacyclin-thromboxane ratio)의 결과적 이동은 혈소판 집합체 및 혈관수축(vasoconstriction)을 높이게 된다

(Schiavon et al 1984, Guidi et al 1984, Levander et al 1985, Schmidt and Bayer 1988, Watzl et al 1994)

이러한 GSH-Px-특이적 항염증 효과를 가지는 것을 별개로 하더라도, selenite는 아라키도닉산(arachidonic acid)을 류코트리엔(leukotrien) A4로 대사 작용하는 5-lipoxygenase를 억제하는 역할을 한다.(Bjornstedt et al 1996)

▶ Type-1-iodothyronine-5' -deiodase (ID1)

Type-1-iodothyronine-5' -deiodase(ID1)는 요오드과 함께 또 다른 셀레늄 의존형 효소로써 갑상선호르몬시스템의 항상성에 주요 기능을 가지고 있다.

ID1효소는 간, 신장 및 갑상선에서 발견된다(Behne et al 1990).

그것의 isoform ID2는 뇌, 뇌하수체 및 이마, 지방조직과 같은 다른 조직내에서 발견된다.

두 효소는 prohormone L-thyroxine(T4)의 탈요오드화 촉매작용에 의해 갑상선호르몬의 활성형태인 3, 3, 5-triiodothyronine(T3)로 변경된다. (Hesch and Kohrle 1986).

앞서 언급한 두 가지 isoforms는 별개로 하더라도 세번째 형태로 소위 ID3라는 것이 있다.

비록 셀레늄 결핍과 갑상선 대사작용간의 임상적 관계는 검토되어야 할 요소로 남겨지더라도 ID1등의 효소들의 관여는 셀레늄은 갑상선대사에 있어서 주요 위치를 갖는다는 것을 시사한다.

또한 임상적 징후에서 셀레늄 결핍은 중환자 또는 단백질 결핍 식생활에 있는 어린이들에서 발생되는 low-T3 증후군의 발생 등 갑상선대사의 장애와 관련이 있다.

이러한 관계는 셀레늄 레벨과 요오드 대사간에 연결 되어 있음을 결론 내릴 수 있다.(Behne and kyriakopoulos 1995)

▶ Thioredoxin-reductase (TR)

Thioredoxin-reductase(TR) 효소는 세포의 항산화 잠재성을 유지하는 체계를 형성하는 티오레독신(thioredoxin)과 함께 셀레늄을 함유한다.

인간의 TR은 지금까지 폐 및 태반조직으로부터 유리되었다.(Tamura and Stadtman 1996, Gladyshev et al 1996). TR은 FAD(Flavin Adenine Dinucleotide)가 특이적으로 티오레독신(thioredoxin)을 감소시키는 공동인 자의 도움을 가진 flavoenzyme이다.

또한 TR은 광범위한 기질로 항산화 역할을 수행한다.

앞의 두 가지 일은 별개로 하더라도 티오레독신(thioredoxin)은 단백질내에서 이황화물의 결속을 감소시킨다.(Holmgren 1986).

또한 산화된 티오레독신(thioredoxin)은 단백질의 post-translational folding에서 매우 중요한 단백질내의 이황화물 결속의 형성을 반대 과정으로 촉매 작용한다.(Kistner et al 1993).

단백질내의 thoil-disulfide에서 가역적 산화-환원반응(redox-reactions)은 또한 많은 대사경로의 조절에 관여한다. (Ziegler 1985)

▶ 셀레노프로테인(Selenoprotein) P

혈장 셀레노프로테인(plasma-selenoprotein) P는 혈장 내에서 특징화할 수 있다.

혈장 내에서 항산화 보호 매커니즘에 대한 기여 및 셀레늄에 대한 수송기등은 셀레노프로테인(selenoprotein)을 위해 결정된다.(Motsenbocker and Tappel 1982, Viljoen et al 1989)

▶ 셀레늄의 비효소 의존 효과 (Non-enzyme dependent effects of selenium) 셀레늄은 카드뮴, 수은, 납 및 비소의 해독에 기여한다.

잠재적으로 발암성이 있는 중금속들은 항산화보호체계(GSH-Px, TR)에 의해 보상되어지는 다른 측면에서 산화적 스트레스를 유발하게 한다.(Whanger 1992, Poupon 1996)

또한 셀레늄은 생명유지에 필수적인 단백질을 위하여 카드뮴과 수은의 결합을 막을 수 있는 생물학적으로 비활성적인 셀레늄화광물(selenides)의 형태를 구성한다.(Diplock et al 1986, Nordberg 1978, Neve 1991).

중금속 셀레늄화광물(selenides)은 극히 안정적인 화합물이다. 그래서 수은 셀레늄화광물(selenide)은 10~52의 값을 가진 용해가 가능한 가장 작은 물질로 알려져 있다.

셀레늄의 중금속 해독과정은 물리적 조건에서 일어날 수 있으며 몇몇 중금속에 대하여 자연적 방어 매커니즘을 이룬다.(Magos et al 1987, Neve 1991, Goyer 1995)

2) 약동학적 특성 (Pharmacokinetic properties)

체내 셀레늄 상태는 직접 셀레늄의 농도를 측정함으로써 결정할 수 있거나 또는 간접적으로 GSH-Px의 활동성의 결정에 따라 알 수 있다.

혈장 셀레늄 농도의 결정은 중금속을 결합하는 생물학적으로 비활성적인 셀레늄을 포함한다. 그렇기 때문에 생물학적으로 활용 가능한 셀레늄의 양을 알아 낼 수 있는 가장 정확한 절차는 셀레늄 의존형 GSH-Px의 활동성을 결정하는 것이다.(Wendel 1981, Ganther et al 1976).

혈장 GSH-Px의 활성은 효소의 활동이 셀레늄 공급과 선형의 상관관계에 있기 때문에 하위의 최적화된 셀레늄 공급의 진단에 있어 적절

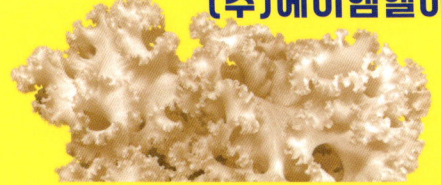

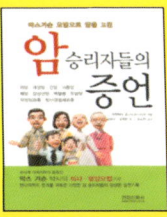

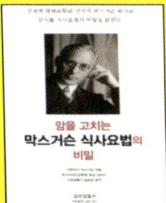

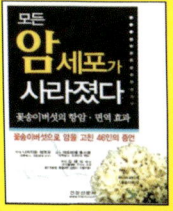

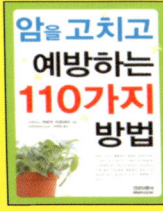

한 도구이다. 그러나 보다 많은 셀레늄 섭취에 있어 이런 변수는 혈장 GSH-Px의 침윤 때문에 현저성을 잃는다.

또 결국 셀레늄은 GSH-Px로 이루어지기 때문에 침윤과 동시에 혈장GSH-Px의 활성은 다른 셀레노프로테인의 기능적인 것과 관련하여 결론 되어 질 수 있다.(Behne and Kyriakopoulos 1995)

▶ 흡수(Absorption)

생리적 용법의 경구 복용 후 아셀렌산염(sodium selenite)은 주로 소장으로부터 수동적으로 흡수되며 셀레늄의 상태는 배설을 통해 항상성이 조절되기 때문에 selenite의 흡수에 대한 부작용은 없다.(Combs and Combs 1986, Favier 1989).

농도 및 부수되는 물질에 의존하여 위장관으로부터 흡수되는 셀레늄의 비율은 44%~89% 사이이다.(Thomson and Stewart 1974, Sandstrom et al 1987)

그러나 아셀렌산염(sodium selenite)은 장-간 순환 시스템(enterohepatic circulation system)을 조건(Patterson et al 1993)으로 하기 때문에 간혹 다른 연구들은 흡수율을 90%으로 표현하기도 한다.(Thomson et al 1978).

15명의 건강한 지원자를 대상으로 한 연구에서 셀레늄 100㎍의 단순용량을 경구, IV(혈관내의 투여), IM(근육내의 투여) 투여 후 혈액레벨을 측정하였다(Rannem 1994)*

IM(근육내의 투여), IV(혈관내의 투여) 투여 대략 1시간 후 및 경구 복용후 대략 3시간 후에 혈장에서 최대 셀레늄 농도는 IM(근육내의 투여), IV(혈관내의 투여)후 1.3~1.4μM/L 및 경구 투여 후 1.2μM/L가 되었다.

혈장 프로테인에 대한 셀레늄의 결합(셀레늄 1.25μg)을 암환자 4명에게 실험했다. 그들은 200~250μCi 75 SeO_3-2(7.4 x 10-3 - 9.25 x 10-3 Bq.)의 IV(혈관내의 투여)투여를 받았다.

혈장 셀레늄의 16% 이상이 주사 후 3분간 VLDL(very low density lipoprotein. 고지질 지방단백질) 및 LDL(low-density lipoprotein. 저밀도 지방단백질) 결합을 하였다.

그리고 매우 적게 HDL(high-density lipoprotein. 고비중리포단백)의 결합이 있었다. VLDL의 도태는 빠르게 감소하였고, LDL의 도태는 보다 느린 비율을 보였다(Burk 1974).

1~6시간 후 셀레늄은 단백질을 결속하고 급속하게 혈장으로부터 사라졌다.

아셀렌산염(sodium selenite) 오수화물 200μg의 경구복용 후 24시간 내에 GSH-Px의 활성에 있어서 변경 또는 적혈구에 의한 어떠한 셀레늄의 흡수도 발견되지 않았다.(Ducros et al 1994)*

selenite는 적혈구에 의해 거의 흡수됨을 알 수 있었다(Combs and Combs 1986 and Mas et al 1988) * study with selenase®

▶ 분포/ 물질대사 (Distribution / Metabolism)

셀레늄을 체내에 투입하였을 경우 혈액 또는 혈청 셀레늄의 레벨들은 강한 변동을 보였고 이것으로 셀레늄 섭취와 직접적인 상관관계를 갖는다는 것을 알 수 있다(Yang et al 1989c)

가장 높은 셀레늄 레벨은 혈소판에서 발견되었다(Kiem and Feinendegen 1984, Kiem 1987).

적혈구에서 셀레늄 양과 셀레늄 함유 효소인 GSH-Px는 혈청에 비해 증가되어 셀레늄 농도의 정상적인 값의 결정은 변화가 있었다. 몇몇 저자들은 40~190㎍/L의 혈장 레벨을 주장한다.(Versieck and Cornelis 1980, Seeger and Neumann 1991).

그러나 보다 최근의 결과에 따르면 인간에 있어 셀레늄의 농도는 전체 혈액에서 90㎍/L~130㎍/L 및 혈청에서 75㎍/L~120㎍/L 사이이다. (Iyenger 1987, Seeger and Neumann 1991)

전체 혈액에서 160㎍/L 이상의 셀레늄 농도에서 적혈구 GSH-Px의 활성 및 셀레늄 값 사이에는 밀접한 상관관계가 있었다.(Tolonen et al 1986, Schmidt and Bayer 1988).

다음에 소개 될 Table 1은 좀 더 생리적인 셀레늄 농도를 제공한다.(Oster 1992)

Table 1

Reference values regarding the selenium status (Oster 1992)

SERUM SELENIUM /PLASMA SELENIUM [µg/L] (혈청 셀레늄/혈장셀레늄 [µg/L])		
Men – women		50 – 110
Children	0–1 year	33 – 71
	2–5 years	32 – 84
	5–10 years	41 – 74
	10–16 years	40 – 82
SELENIUM IN SERUM/GRAM PROTEIN (혈청내 셀레늄/ 단백질 그램)		
[µg selenium/g protein]		0.77 – 1.15
SELENIUM IN WHOLE BLOOD [µg/L] (전체 혈액내 셀레늄[µg/L])		
Men		70 – 130
Women		60 – 120
Selenium in erythrocytes/gram hemoglobin (백혈구내 셀레늄/헤모글로빈 그램)		
[µg selenium/g HB)		0.2 – 0.6
GLUTATHIONE PEROXIDASE ACTIVITY [U/L] (글루타치온 페록시다제 활동 [U/L])		
Men		127 – 195
Women		123 – 167
Children	0–1 year	81 – 125
	2–5 years	103 – 149
	5–10 years	91 – 151
	10–16 years	106 – 154

아셀렌산염(sodium selenite) 오수화물의 형태로 셀레늄 10mg을 IV(혈관내의 투여) 투여한 암환자에서 30분내에 혈장 셀레늄 레벨이 200㎍/L에서 1,200㎍/L로 증가하는 결과를 가져왔다.

또 8시간~16시간 후 혈장레벨은 770㎍/L에서 430㎍/L으로 감소하였고, 24시간 후 혈장 셀레늄 레벨은 초기값으로 되돌아 왔다 (Rohrer 1989).

셀레늄은 모든 기능적으로 중요한 셀레노-화합물을 합성하고 대사에 제공된 셀레늄의 모든 형성을 결합하는 교환가능한 대사작용의 pool로 인체에는 셀레늄의 두 가지 뚜렷한 대사적 pool이 존재한다.

골격근(Skeletal muscle)에 비특이적인 결합을 통하여 쉽게 저장되는 유기셀레늄(셀레노메치오닌)과 대조해서 무기셀레늄(아셀렌산염)은 저장되지 않고, 분리된 인체의 pool에 남아서 셀레노프로테인의 즉각적인 합성을 위해 이용되었다(Daniels 1996, Whanger et al 1996).

셀레나이트의 인체 체류로서 셀레늄 생체이용율의 연구는 배설물, 누적된 오줌량, 복용량의 흡수 차이에 의해 초기값으로 산출되었다.

100㎍ 셀레늄의 단순 경구복용 후 흡수와 배설은 8일 동안 2가지 과제가 정해졌는데 8일에 흡수된 용량의 82.07±1.65%는 두 과제가 인체에 유지되었다.(Ducros et al 1991)

적혈구내에서 selenite는 thio-compounds 와 글루타치온

(glutathione)에의해 수산화 셀레늄으로 감소되었다.(Combs and Combs 1986). 수산화 셀레늄은 배설과 관련하여 간 및 다른 장기 속으로 이송되는 셀레노프로테인 속으로 특이적 통합으로 중심적 셀레늄 pool로서 제공된다.(Mas et al 1988). 인체에서 셀레늄의 총량은 4.1mg~10.0mg(Stewart etal 1978)및 13mg~20mg으로 기술된다.

여기에 갑상선, 간 및 신장에서는 가장 높은 농도를 보인다.(Schroeder etal 1970). 다음 아래 테이블에서는 국제적인 비교를 보여주는데 측정된 셀레늄 농도는 아주 다양하다.

Table 2
International comparison of selenium concentrations in the serum, whole blood, hair, urine and organs (Oster 1992)(혈청, 혈액, 모발, 소변, 장기내 셀레늄 농도의 추가적 비교)

	Fed. Republic of Germany	Norway	USA	Japan
Serum [μg/L] (혈청)	66 ± 13	121 ± 20	94 - 260	99 - 340
Whole blood [μg/L](혈액)	94 ± 19	-	76 - 265	110 - 250
Urine [μg/day] (소변)	17 ± 6	27	35 - 118	60 - 105
Hair [ng/g] (모발)	64 -813	-	380 - 770	2990- 3440
Liver [ng/g]*(간)	291	-	540	2300
Heart [ng/g]*(심장)	170	-	280	1900
Kidneys [ng/g]*(신장)	771	-	1090	1500

간으로부터 시작하고 GSH-Px합성시키는 목표조직을 이끄는 혈장의 두번째 수송은 아마도 간에서 발원하는 셀레노시스테인-컨테이닝 셀레노프로테인(selenocysteine-containing selenoprotein) P의 형성을 수행케 한다.(Motsenbocker and Tappel 1982, Viljeon et al 1989) (Hill et al 1996).

세포조직에서 selenocysteinyl-Trna의 형성은 두 가지 단계에서 일어나는데, 첫단계인 serinyl-t-RNA는 유기화합물을 인산화시키며 두번째 단계인 셀레늄은 SULFUR(황) 대신에 인산염 그룹으로 대체된다.

이전 과정에서 셀레노시스테인(selenocysteine)은 GSH-Px의 펩타이드체인에서 특이적으로 만들어진다.(Sunde and Evenson 1987, Sunde 1990).

메칠셀레놀(methylselenol)을 경유한 잉여 수산화 셀레늄인 디메칠셀레나이드(dimethylselenide)는 부산물인 트리메칠셀레늄이온(trimethylselenium-ion)을 대사한다.

셀레늄은 selenite의 IV(혈관내의 투여) 투여 후 Burgdorf(1974)에 의해 보여진 것처럼 뇌 속으로 이동된다. 그리고 셀레늄 레벨의 증가를 이끄는 아셀렌산염(sodium selenite)의 보충은 정액 속으로 들어가지만 정자의 양이나 수, 운동성에는 영향은 없다. (Iwanier and Zachara, 1995)

셀레늄은 또한 모유 속으로 들어가는데, 높은 분자무게(〉10kDA)의 구성물을 결합하는 경우에 있어서 모유의 유선 내분비내에서 셀레늄은 발견되었음을 보여주고 있다(Van dael and Deelstra 1995).

또 1991년 독일의 영양학회에서 발행된 정보에 따르면 인간의 모유 속의 셀레늄 농도는 상당한 변수들이 있음을 보여주고 있다.

예를 들어 미국 산모들의 모유 속에서 셀레늄 함량이 15~20㎍/L 정도 검출되었다면 유럽에서는 5~18㎍/L가 검출되었다.

그리고 베네수엘라의 각기 다른 지역에서 Bratter et al은 인체모유에서 셀레늄의 농도는 건조물로 0.29±0.08㎍/g~0.67±0.34㎍/g의 범위를 가진다고 발표하였다.

베를린에서의 참조값은 건조물로 0.11±0.03㎍/g 이다. 또한 인간 모유 속의 농도는 산모의 섭취량과 혈청 셀레늄 레벨과 상관 관계에 있음을 중국의 Yang et al (1989c)에 의해 확인되기도 하였다.

이러한 결과에 영향을 미치는 원인으로 판단되는 영양 및 지역적 차이는 별개로 하더라도 그 밖의 다양한 변수들은 임신과정에서 셀레늄 농도의 감소를 초래하고 있다.

이러한 보조연구들은 셀레늄메치오닌(selenomethionine) 또는 셀레늄 이스트(selenium yeast)가 셀레늄이 모유를 통해 흡수되는 아셀렌산염(sodium selenite)으로부터의 셀레늄 보다 약간 낮은 것을 보여준다. (Halmesmaeki et al 1986, Mangels et al 1990, Yamini et al

1996)

인체모유의 셀레늄 농도는 출산 후 1개월에 20㎍/L에서 3~6개월 후 15㎍/L로 감소되었다(Levander et al 1987)

▶ 배설 (Elimination)

인체는 체내로 유입된 셀레늄을 호흡기시스템이나 신장을 통해 체외로 배설한다.

특히 셀레늄은 주로 소변 및 대변과 함께 다른 대사물질들과 수소성 트리메칠셀레늄 이온(hydrophobic trimethylselenium ion)의 형태로 배설된다. (Favier 1989, Diplock 1987).

생리적 조건하의 트리메칠셀레늄 이온(trimethylselenium ion)의 분담은 대략 10%이다(Sanz- Alaejos and Diaz-Romero 1993). 이때 배설경로는 셀레늄 상태의 섭취와 관련 있다(Levander et al 1981, Robinson et al 1985). 그러나 생리적 조건하에서 피부와 호흡기를 통한 배설은 무시할만하다.

추가적으로 마늘냄새가 나는 디메칠셀레나이드(dimethylselenide)의 호흡기 배출은 매우 많은양 또는 심지어 독성에 이르는 양을 복용한 후에 관찰 되었다.(Favier 1989)

selenite의 형태로 10㎍을 경구복용후 흡수된 셀레늄 양의 14%~20%는 처음 2주 동안 신장을 통하여 배설되었다. 그러나 폐 또는 피부를 통한 것은 실질적으로 아무것도 없었다.

인체전반에서 셀레늄의 체류는 3단계 반감기를 거치며 진행된다.

현상1에서 0.7~1.2일간의 반감기를, 현상2에서 7~11일, 현상3에서 96~144 일이다.

셀레늄의 농도는 근골격계 또는 뼈에서보다 혈장, 심장 및 간에서 더 빠르게 감소하였다.(Thomson and Stewart 1974).

셀레늄의 IV(혈관내의 투여) 투여 후 selenite은 투여량의 12%가 처음 24시간 내에 배설되었고,. 40%는 20일간의 생물학적 반감기를 가지고 제거되었다. 현상3에서의 반감기는 115일이다.(Jereb et al 1975).

아셀렌산염(sodium selenite)의 생리적 복용량을 경구 및 IV(혈관내의 투여) 투여 후 배설을 직접적으로 비교하였다;

아셀렌산염(sodium selenite)의 형태로 82㎍의 셀레늄 복용 후 IV(혈관내의 투여)의 18% 및 경구복용의 12%가 생리적 셀레늄의 대사적인 교환과 함께 신장을 통하여 처음 24시간 내에 배설되었다.

둘 다 복용형태가 유사한 점은 배설과정의 단계 이후 건강한 실험 군에서 경구 또는 비경구로 복용한 아셀렌산염(sodium selenite)의 배설은 비교할만하다는 것을 시사하였다.(Martin et al 1988)

일반적으로, 섭취된 셀레늄의 50~70%는 광범위한 셀레늄 섭취를 넘어 신장을 통하여 배설되었다.(Olson 1986, Daniels 1996).

480㎍ 아셀렌산염(Se로써 라벨링된 21%)의 고단위 복용에서 흡수된 복용량의 신장 배설 값은 24시간에 18.5% 및 72시간에 20.6%로 결정

되었다 (Ducros et al 1991).

만약 복용량이 밀리그램 범위라면 배설율은 투여된 셀레늄 화합물에 의존적으로 증가한다. 아셀렌산염(sodium selenite)의 형태로 1mg의 셀레늄을 경구복용으로 한 5일 동안하면 흡수량의 38%는 오줌배설을 통하여 배설되고 나머지는 대변 배설물로 제거되었다(Thomson and Robinson 1986)

▶ 생체이용률 (Bioavailability)

셀레늄의 생체이용률은 생체 영양 이용과 조성에 의하고 다른 한편으로는 식이 셀레늄의 화학적 함량의 형태로서 결정되어진다.

무기 셀레늄인 아셀렌산염(sodium selenite) 및 효모로부터의 유기 셀레늄인 셀레노 아미노산(selenomethionine, selenocysteine)및 곡류로부터의 셀레노 아미노산(seleno-amino acid)은 유사한 높은 생체 이용율을 가지고 있는 반면, 채소류로부터의 셀레노 아미노산(seleno-amino acid)의 생체이용율은 적절하다. 그러나 동물로부터 얻어진 셀레늄은 낮은 생체이용률을 가진다(Combsand Combs 1986)

생체이용율의 연구는 주성분이 아셀렌산염(sodium selenite) 오수화물로 검토중인 제품 selenase®에 의해 수행되었다(Rennem 1994).

첨부된 문헌은 완전한 보고를 포함하고 있다.

4mL의 경구용 selenase® (200μg의 셀레늄에 이르는)의 단순복용에

대한 생체이용률 및 4mL의 주사제 selenase® (200㎍의 셀레늄에 이르는)의 IV(혈관내의 투여), IM(근육내의 투여) 투여에 대한 생체이용률은 nonblind, randomized study로써 실험되었다.

각각 주제에서 두 복용법간에 2주간의 간격으로 세 번의 연속적인 치료일수에서 cross-over sequence에 따라 한번에 3번의 치료를 받았으며 세번의 치료의 과정은 무작위로 배정되었다.

연구는 최소 8시간 동안 금식을 한 18~60세의 신체 건강한 남녀 자원자를 상대로 수행되었다. 약물복용 후 24시간에 이르는 연구일정에 적절히 확보된 혈액샘플이 채취되었다.

셀레늄의 생물학적 분석을 위하여 Fluorometrical 방법이 사용되었다. 내부시험 및 상호시험간 변수계수는 대략 5%내의 제한을 두었다.

신청군의 세가지 모형에 대한 생물학적 동등성은 cmax, tmax 및 AUC(authentication center. 인증국)의 기준에 의해 설정되었다.

세가지 변수에 대한 통계적 비교는 현저한 차이 없이 세가지 치료의 생물학적 동등성을 보여주었다.

	200㎍ selenium orally	200㎍ selenium i.v.	200㎍ selenium i.m.
cmax [μM]*	1.22 ± 0.04	1.36 ± 0.05	1.4 ± 0.05
tmax[hours]*	6.33 ± 1.81	0.97 ± 0.24	3.1 ± 1.52
AUC[μMx hours]*	25.9 ± 0.91	26.7 ± 1	25.98 ± 0.59
Bioavailability [%] (생체이용율)	96.79	100	97.09

생물학적 동등성을 위한 기준으로써 90% 신뢰구간(CI)에서 IV투여의 값(=100%)에 대한 관련은 다음과 같다.

a) selenase® orally: CIcmax = 88.37% ~ 91.04%

CIAUC = 95.24% ~ 98.33%

b) selenase® i.m.: CIcmax = 101.27% ~ 104.61%

CIAUC = 96.06% ~ 98.09%

모든 통계적 실험은 사전 설정한 생물학적 동등성 기준에 부합한다. (CIcmax, AUC = 80-125%) 그러므로 경구 및 IM(근육내의 투여)투여는 IV(혈관내의 투여) 투여와 생물학적 동등성을 갖는 것으로 결론지을 수 있다.

Clinical Trials

1. 유효성 (Efficacy)

증상에 대해 아래 기술된 분야에서 조성된 selenase®의 유효성은 앞선 과학논문 발행본의 제시에 의해 시사하였다.

이러한 논문들은 특정 질환과 셀레늄 결핍이 가져오는 생리학적 상태를 보여주고 있다. 그러므로 이는 임상적으로 이러한 결핍의 상태를 막거나 보상하는 것을 가리킨다.

게다가 보충에 의해 셀레늄의 상태를 교정하는 가능성 및 포괄적인 임상적 환경의 개선을 성취할 수 있다는 것이 강조되어야 할 것이다.

1) Keshan 질환 및 Kashin-Beck 질환

케산병(Keshan disesse)은 중국에서 발생한 셀레늄이 고갈된 토양 지역의 풍토성 심근증으로 셀레늄 결핍이 원인인 질환이다(Chen et al 1980, Schmidt and Bayer 1988). 다른 저자들은 가능한 유인으로써 Coxsackie-B4-virus로 결론 지었다.

이 질환은 주당 500~1000㎍의 아셀렌산염(sodium selenite)을 경구 투여하거나 kg당 15mg의 아셀렌산염(sodium selenite)을 식탁용 소금의 형태로 농축 투여함으로써 실질적으로 치료 또는 예방되었다.(Chen et al 1980, Yun-Yu 1987)

셀레늄 결핍은 또한 심각한 퇴행성 관절염인 케산벡(Kashin-Beck) 질환을 가져 온다.(Sokoloff 1985, Combs and Combs 1986, Schmidt and Bayer 1988). Kashin-Beck질환의 증상은 감염된 어린이의 82%이상이 셀레늄 보급 후 개선되었다.(주당 2000㎍의 아셀렌산염(sodium selenite)의 경구투여)(Shu-Tang et al 1987, Chong Zeng et al 1987)

2) 영양장애 (Malnutrition)

▶ 위험군 (RISK GROUPS)

셀레늄의 영양장애 또는 부적당한 식이요법으로 인해 쉽게 파악하기 곤란한 장기에서 빈번하게 장애를 수반하여 위험에 처해있는 개인 그룹이 많다.(Hartfiel and Bahners 1987) 그러나 이러한 잠복기 질환들이나 손상등은 쉽게 간과될 수 있기 때문에 매우 위험하다.

다음의 주요 그룹들은 흔히 셀레늄이 정상 공급량 이하 상태이며, 그로 인해 셀레늄 공급이 필요한 경우이다.

☞ 극도의 식이요법을 유지하고 있는 환자 및 개인들(예를 들어 복강질환, 감식식이요법, 금식법 등). ..약간의 감식 식이요법 보조도구(acid hydrolyzed collagen)의 기본인 소위 "액체단백질"은 무시할 정도의 미량원소의 양만을 함유하고 있다(Kieffer 1987). section 4.1.2.3을 또한 참조하라.

☞ 채식주의자 및 극단적 채식주의자(Kieffer 1987, Oster 1992) .. 과일 및 채소에는 비교적 매우 적은 미량의 셀레늄이 들어있다(section 2 참조)

☞ 어린이는 왕성한 성장과 발육의 과정에 있기 때문에 셀레늄 결핍의 위협이 있다. 특히 어떠한 질병 때문에 특별한 식이요법의 상태에 있다면 셀레늄의 결핍 위험은 사실이다.(Schmidt and Bayer 1988)- section 4.1.2.3참조

☞ 매우 적은 양의 셀레늄이 함유된 유아용 우유제품. 이는 흔히 농축이 분석적 검출 한계 아래에 있다(Gunster and Froleke 1986)-

section 4.1.5참조

☞ 혼자 사는 개인이나 영양적으로 부적절한 식이요법을 준비하는 중장년층, 적당히 먹는 것에 장애가 있는 사람. 노년층에 있어 이러한 부족한 공급으로 인하여 전체 혈액의 셀레늄 농도는 1/3 또는 1/4까지 감소된다(Kieffer 1987)

☞ 황을 함유한 아미노산(Sulfur-containing amino acids) 식이요법은 셀레늄 흡수를 억제하고 셀레늄 배설을 촉진시킨다.(Kieffer 1987)

☞ 비경구 영양공급을 받고 있는 환자-section 4.1.2.2참조

셀레늄 보충은 실질적으로 모든 사례에서 셀레늄 레벨을 증가시키고 그 과정은 흔히 임상적 상황을 개선시키는 것과 관련이 있다.(Schmidt and Bayer 1988).

중앙 유럽 및 미국에서 몇 가지 음식에서 셀레늄 함량을 토대로 한 평가 및 식이 분석에서는 하루 50~200㎍인 셀레늄 최소 섭취가 지켜지지는 않고 있음을 보여 주었다. 그러므로 잠재적인 셀레늄 결핍을 앓는 인구의 많은 부분이 통제될 수 없다.

실험한 사람들 대부분의 하루 셀레늄 섭취는 일반적으로 수긍할 수

있는 최소값 이하이며, 때때로 그것보다도 상당히 낮다. 이런 맥락에서 셀레늄의 인체요구량은 다른 조건하에서 변경될 수 있음을 잊어서는 안 될 것이다.(Hartfiel and Schulte 1988).

Schrauzer(1983)은 방어적 효과를 달성할 수 있는 최적의 공급으로써 하루 250~300㎍을 섭취할 것을 추천했다. 정상적인 식이요법의 조건하에서 이러한 양은 추가로 공급할 필요가 있다.(Hartfiel and Bahners 1987, Hartfiel and Schulte 1988)

▶ 비경구 영양공급 (PARENTERAL NUTRITION)

인간의 셀레늄 결핍 발현은 비경구 영양공급의 결과로써 진단된다.(Van Rij et al 1981, Fleming et al 1982, Quercia et al 1984, Watson et al 1985).

비경구 영양 공급을 받고 있는 환자에 있어 셀레늄 결핍 증상은 일정 시간 후에 주로 발생하며 글루타치온 페록시다제의 활동을 억압하고 극도로 낮은 혈장 셀레늄 레벨과 관련이 있다.

셀레늄 결핍은 다음과 같은 다양한 증상을 초래한다.

손톱백변증상, 심근경색, 골격근질환, pseudo-albinism 및 어린이의 성장/발육장애 등 장기간의 비경구 영양공급은 인체에 치명적인 상황을 야기한다.

특히 셀레늄 결핍으로 야기된 Keshan 질환의 실질적 특성과 같은 병리적 증상이 수반되는 장기, 혈장, 혈액에서 극도로 낮은 셀레늄 수치를 보였다.(Fleming et al 1982, Quercia et al 1984).

그러나 selenite의 형태로서 일일 체중기준으로 kg당 2㎍의 셀레늄의 정맥주사(IV)에 의한 보충으로 어린이 및 성인에 있어서 결핍증상을 해결할 수 있었다.(Kien and Ganther 1983, Vinton et al 1987, Mansell et al 1987, Kelly et al 1988)

비경구 영양공급에 있는 환자들을 실험한 연구에서 Van Rij et al(1979)는 비경구 영양공급 10~40일 후 전체 혈액 및 혈장의 셀레늄의 수치는 뚜렷하게 감소하였음을 보여주었다.

셀레늄 결핍으로 인한 근육통증 및 근무력증을 일으키는 여성환자의 첫번째 사례에서 24일간 하루 100㎍의 셀레늄 정맥투여 후 임상적 증상이 수일 내에 즉시 원상회복하였음을 Van Rij의 실험결과에서 보고하였다.

이렇듯 셀레늄 결핍의 전형적인 발현의 결과로서 단기간 동안의 비경구 영양공급을 받은 환자들에게서 셀레늄 감소를 정확히 보여주는 수많은 과학논문들이 보고되었다.

그리고 치명적인 임상적 결과를 가져오는 몇몇 심근경색증 사례는 셀레늄 부족에 기인한다.

많은 저자들은 비경구적으로 투여될 수 있는 조제약물 투여의 중요성에 대해서 결론 내리고 있다.

(Johnson et al 1981, Fleming et al 1982, Quercia et al 1984, Kien and Ganther 1983, Vinton et al 1987, Mansell et al 1987, Kelly et al 1988, Watson et al 1985, Brown et al 1986, Baptista et al 1984, Cohen et al 1989, Sriram et al 1988, Baker et al 1983, Lane et al 1982, Lane et al 1986, Gramm et al 1988, Bratter et al, Stockhausen et al 1988, Hohl et al 1989, Fraga et al 1989, Brief critical reviews 1989, Fleming et al 1984, Feller et al 1987, Hesselvik et al 1987, Van Rij et al 1981, Neve et al 1984, Batist et al 1985, Cohen et al 1985, Matsusue et al 1987, Neve et al 1985, Hunt et al 1984, Jacobson and plantin 1985, Korpela et al 1989a, McGee et al 1985)

비경구 용액에 있어 셀레늄의 함량은 극히 낮기 때문에 예방적 차원의 셀레늄의 보충은 셀레늄 결핍증후군의 발생을 방지하는 데 원칙적으로 고려되어야 한다.

앞에서 언급한 여성환자는 별개로 하더라도 5명 이상의 환자에게서 셀레늄 의존형 근염(myositis)을 기술하고 있다(Kien and Ganther 1983, Watson et al 1985, Brown et al 1986).

이 논문은 또한 장기간의 비경구 영양공급으로 인한 극도의 셀레늄 결핍을 가진 성인 남자 3명에서 치명적인 심근경색증의 3가지 사례를 기술하고 있다. 두 남성에서 셀레늄 대체요법에 반응하는 심근경색이 발병되었다(Fleming et al 1982, Quercia et al 1984, Johnson et al 1981, Sriram et al 1986).

셀레늄 결핍으로 인한 혈액적 병리적 변화는 적혈구, 백혈구에서 관찰되었다.

장기간의 비경구 영양공급 동안 아셀렌산염(sodium selenite)의 정확한 복용양을 설정하기 위해 수행된 연구에서 비셀레늄투여 참고집단은 하루 80㎍을 복용한 그룹과 하루 169㎍을 복용한 또 다른 그룹들과 비교하였다.

그 결과 적혈구와 혈소판에서 혈장 셀레늄 수치와 글루타치온 페록시다제의 활동이 셀레늄을 보충받은 양쪽 그룹에서는 증가하였다(Lane et al 1982, Lane et al 1986)

대(적혈)구증은 비경구 영양공급을 받은 4명의 소아과 환자에서 보였는데 셀레늄 결핍은 적혈구와 과립구의 대사상태를 불리하게 한다.(Vinton et al 1987, Baker et al 1983).

장기적인 비경구 영양을 받은 5명 이상의 소아환자에게서 머리카락의 탈색소 및 손/발톱의 백변증상이 있었다.

두 증상 모두 셀레늄 보충으로 원상회복되었다(Kien and Ganther 1983, Baker et al 1983)

셀레늄 보충없이 장기간 비경구영양을 공급받은 소년은 6개월 후에 손/발톱 백변증 뿐 아니라 creatine kinase(크리아틴 키나제 : 근육활동 시 APT 생성반응을 촉매하는 효소))및 transaminases(아미노기의 전이효소)의 증가, 근육통증, 고열 등으로 특징지워지는 급성증후군이 발병하였다. 심장의 기능은 정상이었다.

일일 42㎍의 셀레늄을 정맥주사 한 두달 후 손,발톱의 색상이 개선되었고, 한달 후 다리근육통증이 사라졌다(Kien and Ganther 1983)

앞의 2편의 연구는 셀레늄 결핍의 증상을 일으킨 7명의 어린이에 대해 기술하고 있다.

머리카락의 색깔변화 및 피부가 하얗게 변하는 증상은 별개로 하더라도 그들은 대적혈구증이 발병되었다.

두 어린이에서 혈청 수치는 대략 0.44 및 0.63㎍/l였으며 한 여자 어린이는 보행이 불가능할 정도의 심각한 근무력증을 보였다. 그 어린이는 증상의 호전없이 카르틴 및 비타민E로 치료하였다. 7개월 후 오로지 셀레늄 보충 만이 뚜렷한 증상의 개선을 보여주었고 보급해야 할 복용량은 하루 각 체중당 1~3.5㎍/kg/day의 범위였다.(Vinton et al 1987, Hohl et al 1989)

장기간의 비경구 영양공급을 받은 21개월 된 여자아이는 근전도검사를 통하여 검사하는 과정에서 갑자기 심근증이 발병하였다.

3일 동안 아셀렌산염(sodium selenite)(1.5㎍/kg/day)을 정맥주입 형태로 투여한 후 심근증이 사라졌으며, 6주 후 그 아이는 정상적으로

걸을 수 있었다.(Gramm et al 1988, Bratter et al, Stockhausen 1988)

비경구적 영양을 받은 미성숙아기들을 흔히 경구복용을 통한 공식화된 식이요법을 받고 있는 미성숙아이들과 비교해 볼 때 뚜렷하게 낮은 혈장 셀레늄 수치를 보여 준다. 뚜렷하게 낮은 체중으로 태어난 신생아 또한 셀레늄 수치가 감소하였음을 많은 연구들은 관찰하였다.

신생아의 혈청 셀레늄 수치는 원칙적으로 태어난 후 처음 2주 동안 감소한다는 것을 반드시 지적해야 한다.

하지만 비경구 영양을 받은 아이에게 셀레늄 결핍은 모유를 먹거나 우유를 먹는 아이들에 비하여 매우 뚜렷하게 나타난다는 것이다.(Stockhausen 1988)

▶ 경장 영양식과 특수유동식 (ENTERAL DIETS AND SPECIFIC FORMULA DIETS)

대부분 상업적으로 이용되는 유동식들은 권장된 셀레늄의 일일 복용량보다 적게 포함되어 있다.

특히 페닐케톤요증(phenylketonuria) 및 단풍당뇨증 질환(maple syrupurine)에 있는 어린이는 특별한 대사적 유동식을 받는다. 같은 나이 또래의 대조그룹과의 비교에서 대조군에서 높게 나타난 혈중 셀레늄 수치를 유지할 수 없는 환자임을 보여줬다.

몇 가지 아셀렌산염(sodium selenite) 보급을 한 연구는 유동식을 받고 있는 환자들에게 수행되었다.

이러한 연구에서 예외없이 혈청 및 적혈구에서 글루타치온 페록시다제의 활동이 증가되었을 뿐 아니라 전체 혈액에서 혈청의 셀레늄의 수치가 개선된 결과를 가져 왔다.(Vinton et al 1987, Kelly et al 1988, Gramm et al 1988, Brief critical reviews)

만성적으로 튜브에 의해 공급받은 환자들은 매우 낮은 혈청 셀레늄 수치를 보여준다. (Stockhausen 1988, Hohl et al 1989). Yagi et al(1996)은 수술 (2x pancreaticoduodenectomy, total gastropancreatectomy, esophageal resection and reconstruction with jejunal autotransplantation)후 2년 내의 흡수장애 증상을 가진 4가지 사례에 대해 기술하였다.

기본식과 함께 장의 영양적 지원은 7~11년간 지속적으로 제공되었다.

지난 1~2년 이상 그들은 양측성 근육통증, 다리근육의 약화, 비틀거린 걸음걸이, 숨가쁨 및 심장의 두근거림 등이 증가된 것을 경험했다.

모든 환자들은 혈액에서 아주 낮은 셀레늄 수치를 보였다. 0.16mg/day의 selenious acid(100μg/day의 셀레늄)을 매일 정맥수사를 통해 보급한 10~20일 후, 그들의 혈중 셀레늄 수치는 증가되었으며 증상들은 모두 해결되었다.

이는 하루0.13mg의 아셀렌산염(sodium selenite) 경구복용으로 구성된 섭생을 유지할 수 있도록 보충되어진 것이다.

현재 유용한 연구들은 치료개시로서 일일 체중기준 2㎍ selenium/kg 의 추가적인 복용을 권장하며 1㎍ selenium/kg/day를 유지를 위한 복용량으 로 추천한다. 성인환자에 있어서 이러한 용량은 2-3㎍ selenium/kg/day까지 증가시킬 수 있다.

3) 소화장애 및 흡수장애 (Maldigestion and malabsorption)

▶ 일반 (GENERAL)

소장에서 흡수장애가 있을 때 위산결핍 환자뿐만 아니라 만성 소화장애와 위장관의 감염으로 고통 받고 있는 환자, 위 혹은 장의 감염에 감수성이 증가된 사람은 특히 셀레늄 공급이 필요하다.(Gunster and Froleke 1986).

셀레늄의 비경구 투여는 장에서 흡수장애를 피하고 셀레늄 결핍을 해소하고 잠재적인 질병이 있는 사람에게 정상 셀레늄 공급을 보장하는 적당한 방법이다(Schmidt and Bayer 1988). 그러므로 Bjerre 등은 장을 치료하는 병원 모든 사례(47명의 환자) 중에서 8.7%는 저셀레늄혈증을 보인다는 것을 알았다.

셀레늄 결핍(23.62~43.31㎍/L혈청)이 11명에서 발견되었고, 7명은 위장관장애(복강 질환, 흡수장애, Whipple's disease, Crohn's disease)를 앓고 있었다.

심각한 저셀레늄혈증(〈0.30 μM/L)은 세 명의 환자(Crohn's disease, 궤양성 대장염, 장폐색)에서 검출되었다. 셀레늄 결핍을 나타내는 환자중에서 심근질환, 류마티스 관절염, 패혈증 그리고 상세히 기술되지 않은 또 다른 사례가 있었다.

연구 결과에서 위장관 장애는 셀레늄 결핍에 특이적인 위험이고 환자들은 그들의 셀레늄 수준과 관련하여 반복적으로 모니터되어야 한다는 결론을 내리게 한다.

심각한 또는 약간의 저셀레늄혈증을 가진 환자들은 결핍을 보충하기 위해 셀레늄 공급을 받아야 할 필요가 있음을 보여준다.

▶ 췌장염 (PANCREATITIS)

여러 연구에서 췌장염 환자가 건강한 대조군보다 매우 낮은 셀레늄 수준을 보인다고 알려져 있다.(Schnberg et al. 1991, Kang et al. 1987, Rose etal. 1986).

낮아진 혈청 셀레늄 수준은 또한 말론디알데하드의 농도 증가를 수반할수 있고(Kuklinski et al. 1990)*, 지질 과산화의 증가를 반영하며, 급성 췌장염의 예후의 측정에 사용될 수 있다.

이러한 실험적/임상적 연구는 산화적 스트레스가 급성 췌장염의 과정과 정도에 영향을 준다는 것을 보여준다.

이 발견에 기초하여 여러 병원들은 급성 췌장염에서 셀레늄의 항산화적치료로 구성된 치료계획을 전개하였다(Kuklinski et al. 1991*, Richard et al. 1990).

그러므로 괴사성 췌장염 환자에게 500㎍ 아셀렌산염(sodium selenite)의 비경구적 투여를 일반적인 치료에 더하는 것은 89%~12.5%까지 사망률 감소를 초래하였다(Kuklinski et al. 1991)*.

셀레늄이 포함된 인지질-하이드로과산화물 글루타치온 페록시다제와 글루타치온 페록시다제는 과산화된 지방산의 환원에서 결정적으로 중요하고, 폰스폴리파아제(인지질을 가수본해하는 효소)A-2-활성에 의해 세포막에 손상을 야기시키므로 셀레늄 공급이 필요하다고 보고 되고 있다(Schnberget al. 1991).

무작위의 placebo(위약)-통제된 연구는 급성 괴사성의 췌장염을 앓고 있는 8명의 환자에서 췌장염 치료에 셀레늄의 사용을 시험하였는데 (Kuklinski et al. 1991)*, 500㎍ 아셀렌산염(sodium selenite)로 치료하였다.

치료는 100㎍ 아셀렌산염(sodium selenite)의 정맥투여를 매일 각 5회 투여하면서 8일 이상 지속되었다.

대조군과 비교하여 치료군은 HDA의 뚜렷한 감소와 칼슘수준의 정상화를 보였다.

대조군에서 치사율은 89%인 반면, 아셀렌산염(sodium selenite) 투여군은 한 환자도 사망하지 않았다. 그 사이에 치사율의 감소는 오로지 아셀렌산염(sodium selenite)으로 치료를 받고 있는 환자들로 1991년 이후 사망자가 없는 결과로 더욱 확신될 수 있었다.

Kuklinski와 Schweder(Anon 1996)에 의한 1996년 기록은 또한 췌장염에서 아셀렌산염(sodium selenite)의 투여로 치사율의 감소를 보고하였다.

1981~1989년 사이에 병원에서 췌장염 치사율은 34%정도인 반면, 아셀렌산염(sodium selenite)의 치료로 1990년에 0~14%까지 감소를 초래하였다.

비록 병원에서 환자의 수가 일정하게 유지되었지만 1993년 이후로 더 이상 사망자는 보고되지 않았다. * study with selenase®

▶ 크론병 (CROHN' S DISEASE)

건강한 대조군과 비교한다면 크론병 환자들은 크게 낮은 혈청 셀레늄수준과 글루타치온 페록시다제 활성을 보인다(Loeschke et al. 1987, Bjerre et al. 1989, Jacobsen and Plantin 1985, Hinks et al. 1988, Porschen et al. 1989, Rannem et al. 1992, Ringstad et al. 1993, Bode et al. 1997).

Kawakubo et al.(1994)는 수년 동안 비경구 영양요법을 해온 Crohn' s 질환 환자에 대해서 보고했다.

장기간 셀레늄 결핍으로 환자는 진행성 비가역적인 뇌질환을 나타냈다. 처음 신경계통 증상은 시각 장애였고, 3년 안에 의식장애로 악화되었다.

이 시간 동안 환자는 감각이상, 말더듬, 경련을 나타내었다. 게다가 적혈구 대적혈구증, 혈청 트리요도티로닌(갑상선 호르몬 일종)의 감소를 포함하였고, 높은 갑상선호르몬 혈청수준과 관련이 있었다.

셀레늄과 혈장 글루타치온 페록시다제 활성의 낮은 수준을 제외하고 혈액에서 미량원소와 비타민의 농도는 정상이었다.

셀레늄의 정맥 투여는 대적혈구증, 갑상선 호르몬 수준, 글루타치온 페록시다제 활성, 손톱색깔을 정상으로 만들었다. 혈액 셀레늄 수준은 치료하는 동안 증가하였으나 신경계통 장애는 손발 경련의 약간 감소와는 별개로 큰 변화는 보이지 않았다.

▶ 낭포성 섬유종 (CYSTIC FIBROSIS)

낭포성 섬유증 환자에서 항산화-산화 균형은 상습적으로 방해받는다. 항상화의 기질에서 결핍은 특히 셀레늄과 비타민 E의 경구 흡수 장애에 의해 야기된다.

115㎍ 셀레늄/m2 체표면적/day을 낭포성 섬유증 환자 32명에게 아셀렌산염(sodium selenite)으로써 3개월 이상 경구투여 했을 때, 혈청 셀레늄과 트리요도티로닌(T3)수준이 증가하고 T4-T3 비율이 감소하였다(Kauf et al. 1994)*

▶ 심혈관계 질환 (Cardiovascular diseases)

매우 빈번하게 셀레늄 결핍과 심혈관계 질환사이의 관계는 확립되었다. 이미 언급된 Keshan 질환과는 별도로 심혈관계 질환은 또한 비경구적 영양요법으로 인해 셀레늄 결핍에서 일어난다.(4.1.2.2 참조)

연구는 관상동맥경화와 관계도 없고 발작이나 심근경색과 관계도 없고 적당한 셀레늄 공급이 되는 나라들에서 수행되었다(Kok et al. 1987a, Salviniet al. 1995). 이는 심혈관계 사망률은 낮은 혈청 셀레늄 농도의 조건에서 높기 때문이다(Salonen 1987, Salonen et al. 1982, Salonen et al. 1985, Salonen et al. 1988, Bukkens et al. 1990, Kok et al. 1987a, Virtamo et al. 1985, Ringstad et al. 1987, Ringstad and Thelle 1986).

동맥경화의 정도는 혈장 셀레늄 농도와 밀접한 관계가 있다(Moore et al. 1984). * study with selenase®

급성 심근경색 환자에서 Koehler et al.(1988), Auzepy et al.(1987), Osteret al.(1987), Korpela et al.(1986b), Salonen et al.(1988), Thiele et al.(1990), Virtamo et al.(1985) and Ringdal et al.(1986)은 혈장과 혈청에서 뚜렷하게 감소하는 셀레늄 수준을 건강한 대조군과 비교했을 때 글루타치온 페록시다제 활성이 낮아진 것을 발견하였다.

동시에 여러 산화 표지들은 급성 심근 경색 후에 크게 증가하였고,

산소 radical에 의해 재관류 손상에 기인할 수 있다(Gray et al. 1993)

심근경색 환자 28명은 일반적인 치료에 더하여 셀레늄 치료를 받았다. 심근경색 환자 19명은 대조군으로 셀레늄 공급을 받지 않았다(Thiele et al. 1997)*.

selenase® (500㎍ selenase® bolus 주입, 500㎍ selenase® 3일동안 24시간마다 그리고 마지막에는 100㎍를 하루에 세번)를 정맥투여 하는 동안 심근경색의 급성상(1-3일)에서 혈청과 혈액 셀레늄과 글루타치온 페록시다제 수준의 큰 증가는 없었다; 좌심장 장애는 대조군에서보다 셀레늄 그룹에서 더 드물게 일어난다.

심실성 기외수축과 쿠플렛과 같은 급성 빈맥성 심장 박동 장애는 두 그룹 모두에서 감소하였다; 심실 기외수축은 셀레늄 그룹에서 감소하였다.

핀란드인 코호트에서 여러 파라미터는 허혈성 증상을 가진 1000명보다 많은 시험자에서 연구되었다.

환자들의 혈장 셀레늄 수준은 건강한 대조군과 비교하여 크게 감소되었고. 글루타치온 페록시다제 활성 또한 감소하였다.

고밀도 지방단백질은 혈장 셀레늄 농도와 양의 관계를 보여주었다; 혈소판 응집 감수성은 낮은 셀레늄 수준에서 증가하였다(Salonen et al. 1988).

보조연구들은 셀레늄의 심장병예방의 효과를 보여주고 있다

(Kuklinskiet al 1990, Korpela et al 1989b, Luoma et al 1984).

20㎍/l를 초과하는 혈장 셀레늄수치는 심근괴사의 예방에 충분한 것으로 고려되며, 60㎍/l 이상의 수치는 허혈성 심장병을 예방하는데 적절하다고 보고되어진다.(Schmidt and Bayer 1988)

▶ 임신 및 수유 (Pregnancy and lactation)

이 분석은 혈액, 혈청, 혈장에서 셀레늄 농도는 임신말기에 감소되는 것을 보여준다(Behne and Wolters 1979, Lechner et al. 1990, Nve 1990, Hyvoenen-Dabek et al. 1984, Butler et al. 1982). 이것은 간질환의 존재 시에 특히 맞다(Kaupplia et al. 1987).

그러나 적혈구 셀레늄 농도와 글루타치온 페록시다제 활성은 임신기간 동안 감소하지 않았다(Behne and Wolters 1979).

다른 저자들은 혈장과 적혈구에서 글루타치온 페록시다제 활성이 증가한다고 보고한다(Butler et al. 1982).

특히 높은 셀레늄 농도(즉, 2.24, 2.32㎛ol/kg)는 태반과 양막의 조직 샘플에서 발견되었다(Korpela et al. 1984). 이들 저자들은 출산 시에 산모의 혈액에는 셀레늄이 0.73 ㎛ol/L가 있다고 말했다.

Peiker et al.(1997)*은 제왕절개 수술을 할 필요가 있는 29명의 여성에서 감소된 혈청 셀레늄 농도를 발견하였다.

셀레늄 농도는 수술 후에 24시간에 한번 selenase® 정맥 투여함으로써 증가될 수 있었다.

글루타치온 페록시다제는 수술 전에 정상수치였고 공급한 후에 크게 증가하였다.

대사의 연구에서(Swanson et al. 1983) 임신부와 임신하지 않은 여성은 20일 동안 밝혀진 반합성의 식단을 섭취하였으며 식단은 하루에 140-163㎍의 셀레늄을 포함하였다. * study with selenase

임신부에서 혈장 글루타치온 페록시다제 활성이 크게 감소하고 혈소판에서는 크게 증가한 반면 혈청과 적혈구에서 셀레늄 농도는 크게 다르지 않았다. 셀레늄 유지는 임신과정에 따라 증가하였다(Neve 1990, Swansonet al. 1983).

임신 기간 동안 셀레늄 상태는 합병증 발생률과 관련이 없다(Bro et al. 1988). 자간전증 환자에서 혈장과 양수에서 셀레늄 농도는 건강한 임신부와 크게 다르지 않았다(Kauppila et al. 1987, Roy et al. 1989).

그러나 혈청 지질 과산화물은 자간전증 환자에서 크게 증가하였다. 간 내의 담즙울체 증후군을 앓고 있는 임신부 환자와는 반대로 혈청에서 셀레늄 수준과 글루타치온 페록시다제 활성이 뚜렷하게 감소하였다.

임신 기간 동안 일주일에 140 g 이상의 알코올 섭취한 산모의 혈액에서 셀레늄의 수준을 증가시켰으나 탯줄(즉, 신생아)의 혈액에서는 20~33%까지 감소되었다(Halmesmaeki et al. 1986).

모유의 셀레늄 함량은 분유 보다 크게 높다(Smith et al. 1982).

결과적으로 모유를 먹은 아기의 셀레늄 섭취와 혈장 셀레늄 수준은 분유를 먹는 아이들보다 크게 높고, 모유에서 셀레늄 농도가 높게 나타난다.(McGuire et al. 1993).

분유만 먹는 유아에서 혈장 셀레늄은 모유를 먹는 유아에서보다 크게 낮았다.

분유에 셀레나이트의 첨가는 혈장 셀레늄, 글루타치온 페록시다제 활성, 전체 peroxidase를 증가시킨다. 그러나 적혈구 셀레늄은 모유 또는 셀레나이트 첨가 또는 첨가하지 않은 분유를 먹은 유아에서 12주 연구 동안 크게 감소하였다.

셀레노 메치오닌 또는 셀레늄이 풍부한 이스트의 형태로 셀레늄을 200㎍ 투여한 여성에게서 모유를 먹은 유아는 셀레늄 섭취와 비슷하게 변하는 혈장 셀레늄 농도를 나타낸다.

혈장 글루타치온 페록시다제와 peroxidase 활성은 셀레늄을 섭취한 모유와 관련이 없었다. 셀레늄 공급을 받은 여성의 모유는 유아의 적혈구 셀레늄에서 감소를 예방하였다.

이 연구 결과를 통해 유아는 모유에서 셀레늄을 공급받고 모유 속 셀레늄 결핍은 유아의 셀레늄 결핍으로 이어지므로 필요 시 산모의 셀레늄 공급이 필요하다고 보고하고 있다.(McGuire et al. 1993).

그러나 임신과 수유 중에 셀레늄의 복용이 유아 및 태아에게 기형을 가져다 준다는 연구 실험보고는 없다([Roberson 1970] 'Lancet'에서 Roberson에 의해 편집자에게 온 편지 한통 제외). 연구는 유아에 있어 셀레늄 요구는 모유에 의해 확인되어질 수 있다는 결론을 가져 온다.

▶ 투석 (Dialysis)

건강한 대조군과 비교할 때 투석환자들은 통계적으로 혈액과 조직에서 셀레늄 수준이 낮게 나타남을 보여준다(Foote et al. 1987, Richard et al. 1993, Koenig et al. 1997, Bonomini et al. 1995, Braig et al. 1996).

Kallistros et al.(1985)와 Bonomini et al.(1996)은 만성적 신부전 환자의 셀레늄 수준과 혈액투석 환자 사이에 공통적으로 셀레늄 결핍증세를 보여준다고 했다.

두 연구에서 투석 치료의 기간(5-136개월)은 셀레늄 농도에 영향을 미치지 않았다. 게다가 사용된 투석기 막의 형태는 셀레늄 상태에 영향을 미치지 않았다(Bonomini et al. 1996).

Dubois et al.(1988)에 의해 수행된 연구에서 혈액투석을 하고 있는 환자의 셀레늄 수준과 만성적 신부전 환자의 셀레늄 수치를 정상과 비교했을 때 크게 낮게 나타내고 있음을 보여준다.

Dworkin et al.(1987)은 복막투석을 하는 환자에서 셀레늄 수준은 혈액투석을 하는 환자에서보다 뚜렷하게 더 낮았다는 것을 발견하였다. 이러한 환자군은 모든 연구에서, 글루타치온 페록시다제 활성이 감소되어짐을 보여준다.(Saint-Georges et al. 1988, Braig et al. 1996).

또 이런 환자군에 셀레늄을 투여할 경우, 셀레늄은 고분자량(LDL, VLDL)의 단백질과 결합되기 때문에 투석막을 통해 소실되지 않는다는 것을 지적하고 투석환자에게 셀레늄 추가공급이 필요함을 보여주고 있다.

한 연구에서 Saint-Georges et al.(1988, 1989)는 15명의 대조군과 비교하여 39명(23명 남성/16명은 여성)의 환자에게 500㎍ 아셀렌산염(sodium selenite)/day를 3개월 동안 경구 투여한 다음 3개월 이상 동안 200㎍를 투여하였다.

그들은 투석막의 형태가 셀레늄 결핍의 양에 결정적이라는 것을 발견하였다.

Merieus Multitest는 세포의 면역과 환자의 셀레늄 결핍 사이에 중요한 관계는 보이지는 않았지만, 초음파 심장 검사는 심실 내 격막의 이상발달은 셀레늄과 글루타치온 페록시다제의 낮은 수준을 가진 환자에서 더 뚜렷하다는 것을 보여주었다. 즉 셀레늄 투여로 근육양과 격막 이상발달은 감소하였고 초음파 심장 검사의 수축성 파라미터는 개선되어졌음을 보여주고 있다.

만성적 혈액투석과 에리트로포이에틴(신장에 만들어지는 것으로 알려진 호르몬) 치료를 받고 있는12명의 환자들이 경구로 셀레늄의 공급을 받을때 혈장과 적혈구에서 셀레늄의 매우 낮은 수준과 적혈구에서 글루타치온 페록시다제 수준은 증가되었다(Bellisola et al. 1993).

이들 결과는 Richard et al.(1993)의 발견에 의해 뒷받침되었는데 그는 6명의 만성적으로 투석하는 요독증 환자의 셀레늄이 크게 감소된 혈장 셀레늄 수준과 혈장과 적혈구의 글루타치온 페록시다제 수준을 치료하였다. 혈장 셀레늄의 증가와 적혈구와 혈장 글루타치온 페록시다제를 충분히 하기 위해서, 100㎍/투석기간이 투여되어야 한다.

여러 연구 결과에서 투석환자들에서 증가된 종양 발생률과 심근증의 증가된 발생률은 진단된 셀레늄 결핍의 결과라고 생각한다.

셀레늄 결핍은 환자에게 맞춤 식단에 기인하는 셀레늄의 부족한 섭취가 원인으로 고려되고 있다(Foote et al. 1987, Kallistros et al. 1985, Saint-Georges et al. 1989).

▶ 종양, 암 (Tumours)

가장 회고적, 가능성 있는 유행병 연구는 셀레늄 상태와 종양 질환

사이의 관계를 시험하는 것이다.

그런데 이것은 건강한 대조군보다 종양환자들이 더 낮은 혈청 셀레늄 수준을 나타낸다고 보고되어 있다(Salonen 1985, Salonen et al. 1985, Sundstrom et al. 1984, Chaitchik et al. 1988, Stead et al. 1985, McConnell et al. 1975, Gromadzinska et al. 1988, Philipov and Tzatchew 1988, Reinhold et al. 1989, Corrocher et al. 1986, Ringstad et al. 1988, Glattre et al. 1989, Beguin et al. 1989, Bratakos et al. 1990, Clark et al. 1991, Kramer et al.1996).

어떤 종양에서는 혈청 셀레늄이 질환의 악성종양과 관련이 있었다 (Chaitchik et al. 1988, Reinhold et al. 1989).

암으로 발전하거나 만명 이상의 연구 추정과정에서 암으로 사망한 사람들은 건강한 대조군과 비교할 때 연구의 시작에서 이미 감소된 셀레늄 수치를 보인다(Fex et al. 1987, Knekt et al. 1988, Knekt et al. 1990, Willett et al. 1983, Kok et al. 1987b, Helzlsouer et al. 1989).(Miyamoto et al. 1987).

20847 명의 시험자들 중에서 한 그룹의 예기된 연구에서, 일차적인 간암의 발생은 15mg/kg 아셀렌산염(sodium selenite)으로 음식의 염을 풍부하게 함으로써 5년 안에 41.9/100,000로부터 27.5/100,000까지 감소될 수 있었다.

반면에 일반적인 음식 염이 공급된 19,186-32,020명이 포함된 네

대조군에서 간암 발생률은 41.9/100,000-45.0/100,000부터 49.5/100,000-59.4/100,000까지 같은 기간 안에 증가하였다(Yu et al. 1991).

임의의 통제된 이중 맹검의 연구에서 Clark et al.(1996)은 피부의 기저세포암 또는 비늘모양세포암을 앓고 있는 1312명의 환자에게 평균 4.5년 동안 200㎍ 셀레늄/day 의 경구투여는 전체 암 사망률을 크게 감소시킨다고 밝표하였다. (셀레늄 그룹에서 48% 더 낮고; 57명에서 27명의 환자)

또 전체 암 발생률을 크게 감소시키고(셀레늄 그룹에서 34% 더 낮고 ; 119명에서 40명의 환자), 폐, 직장, 전립선암의 발생률 또한 크게 감소시켰다고 보고 있다. 그러나 일차적인 연구의 종점 즉, 피부의 기저세포암과 바늘모양 세포암에서 중요한 감소는 이루지 못했다.

Verum 그룹에서 혈장 셀레늄 수준은 114㎍/mL로부터 190㎍/mL까지 67% 증가하였지만 대조군에서는 변하지 않았다.

또 다른 간접연구에서 위와 식도암 환자의 사망률은 5년 안에 13%까지 감소될 수 있었고 이는 셀레늄 공급으로 물질대사 전반에 걸쳐 호전양상에 기인되어진 것으로 볼 수 있다.

이 연구는 50㎍ 셀레늄/일 이 포함된 음식 공급을 받는 약 30,000명의 지원자를 포함하였다(Blot 1993).

종양 환자에서 혈청 셀레늄은 또한 방사선 치료 후, 패혈증, 증가된 종양 질량 또는 정맥 영양공급에서 상당히 낮았고(Pothier et al. 1987), 항암 화학요법 후에도 낮았다.(Vernie et al. 1988).

아드리아마이신의 심장의 독성은 아셀렌산염(sodium selenite)의 투여에 의해 감소됨을 보여주고 있다.(Chen et al. 1986, Facchinitti et al. 1983).

▶ 림프부종 (Lymphedema)

산화된 글루타치온 수준은 일차적인 또는 이차적인 림프부종 환자의 적혈구에서 증가되어짐을 보여준다.

환자의 적혈구는 20%까지 감소된 글루타치온 농도, 대조군과 비교하여 상대적으로 낮은 혈액 셀레늄 수준과 MDA와 4-하이드로(4-HNE)와 같은 세포독성의 지질 과산화물의 증가를 나타낸다.

또 산소 radical의 방출이 증가된다.

4주 동안 하루에 500~800㎍ 의 아셀렌산염(sodium selenite)을 경구투여하면 혈액 셀레늄 수준이 정상화되고 순환하는 적혈구에서 GSH 농도의 빠른 증가가 나타난다.

뿐만 아니라 증가된 4-HNE 수준의 지속적인 정상화와 림프수종 부피의 부분적 감소(부종 부피의 약 1/4)가 관찰되었다.(Siems et al. 1996c)*.

만성적 림프부종 환자 84명을 임의의 통제된 이중맹검의 연구에서 일반적, 신체의 완화 치료는 3주 동안 아셀렌산염(sodium selenite)의 보조투여를 함께하였다(첫째 주: 100㎍/일, 그런 다음 300㎍/일).

이 조합하에서 개인적인 느낌, 부종 부피, 피부-습곡 지표의 Walchsee's 지표는 단독의 치료와 비교하여 크게 향상됨을 보여주었다. 동시에 단독 제형은 셀레늄 투여 하에 45%부터 0%까지 감소하였다(Kasseroller 1995)*

▶ 패혈증 (Sepsis)

패혈증 환자에서 유리기 증가와 혈청 셀레늄 농도의 감소현상이 공통으로 관찰되어, 이는 셀레늄 공급으로 향상될 수 있다는 것을 발견하였다(Forceville et al. 1996, Zimmermann et al. 1994*, Schweder et al., Lehmann et al. 1997*).

이러한 집중적 치료는 심지어 치음 셀레늄 수준을 패혈증 쇼크의 경우에 예측 요인으로 간주하였다. 12명의 연구에서 보인 것처럼, 혈장 셀레늄 수준은 사망의 경우에서 크게 낮았다(Ogilvie et al. 1991).

예측되고 통제된, 임의의 연구는 전신적 염증 반응(SIRS)과 APACHE -Ⅱ 수치가 15이상인 42명의 환자를 포함하고 아셀렌산염(sodium selenite)으로 수행되었다.

그 결과 패혈증 환자에서 셀레늄 대체는 임상적 결과를 크게 향상시켰고 혈액여과가 필요한 급성 신부전의 발생률을 낮추었다.

환자들은 아셀렌산염(sodium selenite)을 3일동안 535㎍, 285㎍,

155㎍, 그후에는 매일 35㎍을 정맥 투여하거나(21명) 또는 대조군으로, 35㎍ 아셀렌산염(sodium selenite)을 계속 투여하였다(21명).

그 결과 입원 시, 혈청 셀레늄과 글루타치온 페록시다제 활성은 두 그룹 모두에서 감소되었으나, 3일에 높은 투여량 그룹은 모두 정상화되었다,

반면 대조군은 낮게 유지하였다(p<0.0001). APACHE-Ⅲ score는 높은 투여량 그룹에서 7일째(p=0.018)와 14일째(p=0.041)에 향상되었다. 급성 신부전 때문에 혈액여과를 환자군에서 3명, 대조군에서 9명이 필요로 하였다(p=0.035).

전체 사망률은 33.5%와 대조군에서 55%였다(Angstwurm et al. 1997)* study with selenase®

Zimmermann et al. (1994)* 는 14세 소녀의 사례를 기술하였다.

그녀는 약한 요로감염증에 대한 예방으로 술폰아미드(세균감염증에 유효한 합성화학요법제)의 1회 투여 후에 Lyell' s 증후군이 진행되었다. 12시간안에 아이는 바로 기관 장애를 수반한 패혈증과 반응성있는 산소종의 형성 증가의 증상을 보였다.

그 후 글루타치온 페록시다제와 glutathione의 혈액 농도는 크게 감소되었다.

소녀는 selenase® 처음에, 1000㎍을 단기간 정맥 투여하였고 이어서 500㎍ 아셀렌산염(sodium selenite)과 결합체로 독소에 저항하는 모노크로널 항체 100㎍를 투여 받았다.

2일까지 순환상태는 안정하였고 산소 radical의 혈액 농도는 감소하였다.

글루타치온 페록시다제의 혈액과 혈장 활성은 급격하게 증가되었다.

치료의 8일째 셀레늄과 산소 radical을 포함한 모든 파라미터는 정상으로 돌아갔다.

24 명의 심각한 환자를 포함한 임의의 임상적인 연구에서 Lehmann et al.(1997)*은 감소된 혈장 셀레늄 수준을 발견하였다.

selenase®로써 500㎍ 아셀렌산염(sodium selenite)을 첫 주에는 두 번, 두번째 주에는 1번, 세 번째 주에는 selenase®로써 100㎍ 정맥투여한 후에, 혈장 셀레늄 수준은 투여 후 24시간 안에 정상화되었다.

MDA 수준은 3일째 시작하여 치료 그룹에서 크게 감소되었고, 대조군에서는 수치가 증가하였다.

fT3-수치는 모든 환자에서 0일째에 감소되었다.

치료그룹에서 점차적인 fT3 회복이 측정되었고 대조군에서 반응성 있는 갑상선자극호르몬 증가가 관찰되었다.

이러한 연구결과들은 셀레늄이 패혈증환자들의 항산화기능 회복에 기인된다는 것을 보여주고 있다.

▶ 해독 (Antidote)

셀레늄은 수은, 카드뮴, 납, 비소의 해독에 중요한 역할을 한다(Bedwalet al. 1993).

이들 중금속은 발암성의 잠재성을 갖고 산화적 스트레스의 유도제이다.

그것들은 글루타치온 페록시다제와 TR의 활성에 의해 제공된 항산화적으로 보호하는 체계에 의해 불활성화될 수 있다(Whanger 1992, Poupon, 1996).

이들 환원성 과정을 유도하는 것과 별개로 셀레늄의 작용은 중요한 단백에 수은과 카드뮴의 결합을 예방하는 중금속으로 안정한 복합체의 형성에 기인한다(Diplock et al. 1986, Nordberg 1978, Neve 1991, Goyer 1995).

아말감에 과민성을 가진 환자들은 100~250㎍ 아셀렌산염(sodium selenite)의 매일 투여에 의해 정상화될 수 있는 글루타치온 페록시다제 활성의 감소를 나타낸다.

동시에 혈장과 머리카락에서 수은 수준은 감소되었고 민감성은 향상되었다(Surleve-Bazeille et al. 1989, Molin et al. 1990a, Molin et al 1990b, Nylander et al. 1989, Yoshinaga et al. 1990, Stopford et al. 1976, Kostler 1991, Ahlrot-Westerlund et al. 1983).

2. 안전성 (SAFETY)

약제학적으로 활성 성분인 아셀렌산염 오수화물 (sodium selenite pentahydrate)이 들어있는 약 2,300만개의 마시는 앰플 selenase®경구용과 150만개의 앰플 또는 바이알 selenase® 주사용은 1987년과 1996년 사이에 독일에서 판매되었다.

selenase® pro 주사용제의 근육 내 투여에서 5명의 환자는 투여 후에 단시간 동안 투여 부위에서 지속적인 작열감으로 고통 받았다.

그러나 이상 반응은 가역적이었고 지속적인 손상은 나타나지 않았다. 이정보는 selenase®의 치료는 안전하고 매우 낮은 이상 반응 발생률을 갖는다는 것으로 결론지을 수 있다(G.N. PHARM Arzneimittel GmbH, Confidential Company Information 1997).

1) 급성독성 (Acute toxicity)

사람에서 급성 셀레늄 중독은 대부분의 경우에서 셀레늄 먼지 또는 셀레늄 수소의 효과 때문이었다(Wilber 1980, Schmidt and Bayer, 1988).

다음의 증상은 아셀렌산염(sodium selenite)의 과도한 투여 후에 사람에게서 관찰되었다: 오심, 복통, 설사, 손톱과 머리카락의 변화, 말초신경병증, 피로와 흥분, 호흡시 마늘냄새(Wilber 1980).

아셀렌산염(sodium selenite)은 피부자극과 민감성 접촉 습진을 야기 할 것이다(Richter et al. 1987). 대부분 경우에서 증상은 가역적이었고 1~2주안에 사라졌다(Schmidt and Bayer, 1988).

어린이 두 명은 1.8%의 아셀렌산을 포함하는 소화기 세정액을 마신 후 단지 몇 시간 안에 사망하였다(Carter 1966, Schmidt and Bayer 1988). 어린이들은 약 110mg 셀레늄이 포함된 용액의 10~15mL를 마셨다.

자살시도에서 15세 소녀는 5mg의 아셀렌산염(sodium selenite)/ml이 포함된 양에 이용되는 약을 400ml 마셨다(Civil and McDonald 1978).

중독에 의해 나타난 증상은 부드럽고, grey stool, 마늘냄새가 나는 호흡, 약하였지만 지속적인 두통과 흥분이었다. 환자는 용액을 삼킨 후 10분에 발견되었고 발견된 후 10분 안에 구토하게 하였다.

소녀는 병원으로 옮겨졌고 용액을 먹은 후 45분에 위 세척을 하였고 설사를 하게 했으며, 비타민 C와 디메르카프롤을 투여하였다.

첫째 날 혈청 셀레늄은 넷째 날의 0.5㎍/ml보다 더 낮은 것과 비교하여 3.1㎍/ml였다.

뇨의 셀레늄 농도는 둘째 날에 0.68 ㎍/ml이었고, 넷째 날은 단지 0.092㎍/ml이었다. 환자는 완전히 회복되었다.

2) 만성독성 (Chronic toxicity)

사람에서 만성 셀레늄 독성은 대부분 셀레늄을 매우 많이 포함한 토양의 지역에서 보고된다. 이들 지역에서 산출된 일일 셀레늄 섭취량은

3~7mg이다(Yang et al. 1983).

이들 지역의 민감한 환자들에서 셀레늄 중독의 증상은 매일 910㎍의 섭취로 이미 관찰되었고, 1.05mg/L의 혈액 셀레늄 농도를 나타낸다(Yang et al. 1989b).

보고된 증상은 머리카락 빠짐, 손톱의 상처, 피부 변화, 신경계의 기능장애를 포함한다.

아셀렌산염(sodium selenite)의 만성 중독은 62세의 남자의 사례에서 보고되었다.

그는 매일 2mg의 아셀렌산염(sodium selenite)을 섭취하였고, 이것은 22년 이상 동안 900㎍ 셀레늄을 섭취한 것과 같다. 마늘 냄새가 나는 호흡이 관찰되었고 손톱은 두꺼웠고 깨지기 쉬었으나, 셀레늄 섭취 중단 이후에 정상 성장을 하였다(Yang et al. 1983).

8명에게 8주 이상 아셀렌산염(sodium selenite)의 형태로 몸무게당 10㎍의 셀레늄 섭취(=700㎍, 표준 체중이 70kg이라고 가정하여)는 셀레늄 중독의 어떤 증상도 나타내지 않았다(Perona et al. 1990).

신경 질환을 가진 환자에게 일년 이상 하루에 몸무게당 50㎍의 셀레늄(=3,500 ㎍)을 경구투여한 후에, ceroid lipofuscinosis는 어느 증상도 보이지 않았다(Westermarck 1977).

Therond et al.(1997)는 위험성이 없는 셀레늄 일일 섭취량으로 500~1,000㎍을 언급하였다.

약 2년 동안 하루에 16㎍/kg의 규칙적 투여뿐만 아니라 50㎍/kg의 셀레늄 경구투여는 안전하다고 생각되었다.

게다가, 하루에 400㎍ 셀레늄의 안전하고 영양학적인 섭취는 Yang etal.(1989b)에 의해 언급되었다.

더 많은 연구에서 저자는 이 한계를 평균 NOAEL(이상반응수준)과 95% 신뢰수준의 최저한계(819± 126㎍)에 기초하여 매일 600㎍으로 높였다(Yang and Zhou 1994).

평균 NOAEL(이상반응수준)은 몸무게(kg)당 15㎍와 부합한다.

Whanger et al.(1996)은 셀레늄의 최대 1회 경구 투여량인 몸무게(kg)당 22㎍과 상응하는 약 1540㎍/day(±126)에서 셀레늄 식이요법의 낮은 이상 반응 수준(LOAEL)을 발견하였다.

다른 저자들은 최대 1회 경구 투여량은 50㎍/kg(=3,500㎍ 셀레늄), 장기간 투여는 5㎍/kg(=매일 350㎍의 셀레늄)를 권고하였다(Olson 1986; Schmidt and Bayer 1988).

많은 다른 사례에서 과학적인 기술은 매일 500㎍의 셀레늄의 장기간 투여가 안전하다고 여기고(Sakurai and Tsuchiya 1975), 아셀렌산염 오수화물(sodium selenite pentahydrate)의 무기형태로는 매일 550

μg까지는 안전하다고 생각된다(Combs and Combs 1986, Seeger and Neumann 1991).

셀레늄 결핍을 보충하기 위해서 치료의 첫 번째 주에는 매일 1000μg 셀레늄이 투여되었다(Kuklinski et al. 1991).

미국의 셀레늄이 풍부한 지역에서 매일 700μg의 약간 높은 수치까지 섭취하는 사람에게서 셀레늄 중독의 증상은 없었다(Hathcock 1997).

일반적으로, 셀레늄 중독은 혈액과 뇨에서 셀레늄 농도의 증가를 나타낸다.

사람에서 증상은 전체 혈액에서 상층 1 mg/L의 셀레늄 농도로 일어날 것이다. selenase® 치료의 권고대로 매일 100~500μgy의 투여 범위에서 섭취한 화학적 제형에서 독립적인 이상 반응이 관찰되거나 보고된 적이 없었다.

Bjerre et al.(1989)는 100μg 셀레늄의 매일 투여로 인한 셀레늄 독성의 위험은 무시해도 된다고 말했다.

32명의 낭포성 섬유증 환자는 3개월 이상 아셀렌산염 (sodium selenite)으로써 115μg 셀레늄/m2 BSA/day로 치료 했는데 그 중 3명은 식욕 감퇴, 오심, 약간의 머리카락 빠짐이 나타났다.

이 임상적 증상은 온화한 것으로 생각되며 60μg 셀레늄/m2 BSA/day의 투여량 조절로 사라질 것이다 (Kauf et al. 1995)*. study with selenase®

3) 임신 중 투여 (Administration during pregnancy)

1970년에 Robertson(1970)은 실험실에서 일하고 셀레늄을 취급하는 10명의 가임기 여성에 대해서 보고하였다.

임신은 4명의 여성에서 확실했고, 1명은 예상되었다.

4번의 임신은 유산되었고, 한 아이는 내반족을 가지고 태어났다.

유산과 임신부의 셀레늄 취급 사이에 직접적인 관계는 확인되지 않았고, 영향을 미친 여성의 뇨 셀레늄 농도는 대조군과 비슷하였다.

종합적인 연구는 또 다른 실험실에서 셀레늄을 다루는 10명의 다른 여성 중에서 결혼한 여성에서 일년에 한번 이상의 유산을 보여주었다.

또한 이 경우에서도 관계는 확인할 수 없었다.

유행병학적인 연구는 Shamberger(1971)에 의해 신생아의 사망률과 미국의 각 주에서 토양의 평균 셀레늄 함유량을 비교함으로 수행되었다.

사망률은 높은 셀레늄 함유량이 있는 주에서보다 낮은 함유량을 가진 주에서 더 높았다. Shamberger는 셀레늄이 사람과 동물에서 정상 태아 발달에 아마도 필요하지만, 투여량은 태아 발달에서 가능한 위험을 말할 때 중요하다고 결론 내렸다.

유사한 연구에서 Jaffe와 Velez(1973)는 베네수엘라에서 비슷한 결과를 발견하였다. 그들은 16개의 지역으로부터 기형의 수와 학교다니는 어린이들의 뇨 셀레늄 농도 사이에 관계를 확인하지 않았다.

12일 이상 달걀-흰자 또는 노른자를 가지고 방사성 물질로 표시한 셀레늄 10㎍을 매일 받은 여러 임신 단계(10~20주, 30~40주)에 있는 임신한 여성의 다음 실험은 신생아의 손상을 야기시키지 않았다.

투여는 태아 발육에 오히려 유익한 효과를 나타내는 것 같았기에 임신의 과정 중 임신부에서 일어나는 셀레늄 부족이 보상될 수 있었다.

임신부에서 셀레늄 결핍은 유아에서 기형아 발생률과 관련이 있었다. Broet al.(1988)은 정상 아이들의 혈액에서보다 기형아의 혈청에서 셀레늄 농도가 더 낮은 경향을 보인다는 것을 발견하였고 조산아에서 차이는 중요하였다. * study with selenase®

4) 국소적 내성 (Local tolerance)

Zimmermann (1993)* 은 51명의 환자를 시험하였다(29명은 남자/22명은 여자, 3~88세).

42명은 단지 정맥 투여만 받았고 9명은 정맥과 근육 내로 복합 투여를 받았다. 정맥으로는 0.6~1mg 셀레늄을 투여하였고, 다음에 정맥 점적투여/일로 0.5~0.6mg 셀레늄을 투여하였다.

평균 치료 기간은 21일(3~104일)이었다. 1100 이상의 selenase® 정맥 투여와 약 같은 수의 selenase® 정맥점적투여를 하였다.

주사 또는 점적투여의 곳에서 selenase® pro 투여의 지역적 내성은 문제가 아니었고, 투여부위에서 정맥염 또는 다른 병리학적 변화의 어떤 사례도 보고되어 있지 않았다.

Rannem et al. (1993)* 은 비경구 영양요법에서 환자에게 보충 연구를 수행하였다.

4개월 이상 9명의 환자들에게(8명은 Crohn' s 질환, 1명은 소장에 장축염전증) 매일 200㎍의 셀레늄을 정맥 투여하였고, 이어서 8개월 이상 매일 100㎍의 셀레늄을 투여하였다(일주일에 5번).

그 결과 전체적으로 2100 이상의 투여에서 원하지 않은 효과는 관찰되지않았다. 약 1개월 후에 혈장 셀레늄 수준은 92.38~147.66㎍/L(평균 105.02㎍/L)가 되고 계속해서 셀레늄 공급을 했음에도 불구하고 더 이상 증가하지 않았음은 흥미롭다.

473.76㎍/L부근으로 추정되는 독성의 농도에 도달하지 않았다.

Kien 과 Ganther(1983), Kelly et al.(1998), Neve et al.(1984), Cohen etal.(1985)의 연구는 아셀렌산염(sodium selenite)의 용액을 정맥 투여하는 부가적인 사례를 기술하는데 어린이 투여도 포함되어있다.

보고는 첨부된 문서의 일부이다. 또한 이들 사례에서 아셀렌산염(sodium selenite)은 국소적으로, 전신적으로 모두 이상 반응이 없었다.

Zimmermann (1993)* 은 9명 환자를 언급하는데, 그들은 아셀렌산염 오수화물(sodium selenite pentahydrate)의 정맥주사와 정맥 점적투여와 부가적인 근육 내 투여(100~200㎍/일, 어린이에서 3년 이하 20~80㎍/일)를 받았으며, 그로인해 원치 않는 국소 또는 전신 효과를 야기시키지 않았다.

51명의 환자에서 정맥투여함으로 원치 않는 국소 또는 전신적 효과는 나타나지 않았고, 환자들에게 점적투여 용액에 selenase®앰플 용액이 매일 첨가되었다.

Mansell et al.(1987)의 연구는 15개월 동안 비경구 영양요법을 하여 장기간 흡수장애를 가진 환자를 실험하였다. 4.5주 동안 그들의 점적투여 용액에 78.96 ㎍/day로, 그 다음 4.5주 동안은 아셀렌산염(sodium selenite)의 형태로 매일 39.48㎍의 셀레늄을 보충하였다. 셀레늄 공급은 문제없었고, 이상반응은 보고되지 않았다. * study with selenase®

맺은글

21세기에 새로운 의학이 발달되고 암과 같은 만성 질환의 정체들이 밝혀지면서 사람들은 많은 부분에 관심을 가지게 되었다. 특히 21세기 현대 의학의 발견이라고까지 불려지는 셀레늄 분야는 그 다양한 약리적 기능들로 인해 가장 주목 받고 있는 분야라고 할 수 있다.

현재 독일, 스위스, 영국 등 유럽 여러 국가들은 셀레늄 의학(selenium therapy)에 대해서 엄청난 관심과 성의를 가지고 연구/개발 중이다.

일반적으로 우리는 단순히 식품의 보충적인 측면에서 셀레늄을 생각하고 있는 반면, 선진국에서는 이미 전문적인 질병을 예방하고 치료하는 쪽으로 활용 되고 있다.

특히 최근 연합뉴스에서 방영한 “독일의 통합 암 치료 현장을 가다”라는 프로그램에서 보면 독일은 이미 30년 전부터 셀레늄을 의약품으로 조성하여 매우 광범위하게 임상에 적용하고 있음을 알 수 있으며 모든 질환치료에 있어서 기본 테라피로 이용하고 있음을 알 수 있다.

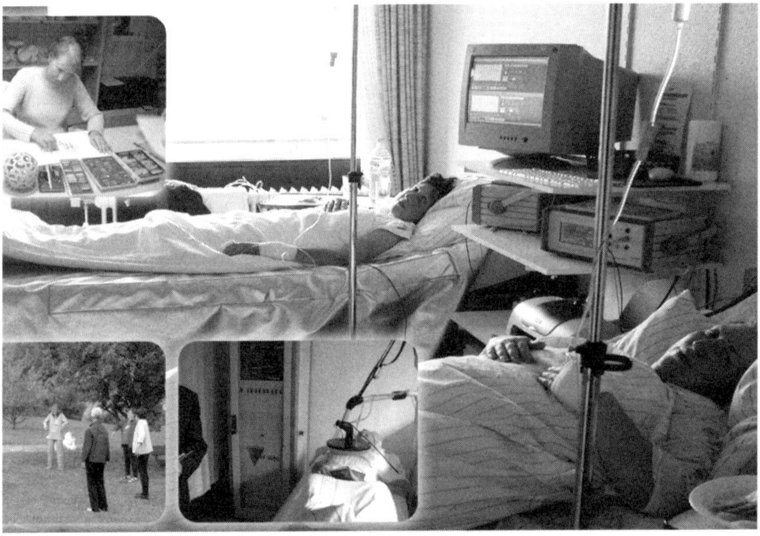

독일 비오메드병원의 통합 암치료 프로그램에 입각하여 치료를 받고 있는 환자들의 모습

이렇게 조성한 셀레늄 제제는 독일 의약품집, 스위스 의약품집, 영국 의약품집 및 유럽 다수의 국가들의 의약품집에 수재되어 널리 활용되고

있으며 인체의 생체이용률을 극대화 함으로써 임상적 기대효과를 보다 향상시킬 수 있음을 보여주고 있다.

우리나라는 급격히 산업화로의 진행을 통해 산업화와 함께 자연환경도 오염되고 있다.

심지어 얼마 전 미국에서 발표한 데이터 중에 출산한 산모들이 수유하는 모유 속에 얼마나 많은 다이옥신이 함유되어 있는가에 관하여 미국, 영국, 캐나다, 일본, 한국을 조사하는 실험을 진행한 것이 있었다.

그 결과 우리나라 사람들에게서 미국이나 캐나다 사람들보다 2,000배 이상 다이옥신이 검출되었다.

또 모발검사를 통해서 다이옥신 검사를 하기도 하였는데, 한국에서 계속 자란 성인들의 다이옥신 오염 정도는 아주 심각하게 진행되고 있다는 결론이 나왔다.

생활습관병은 거의 대부분이 이런 오염에 의해서 발병한다고 해도 과언이 아니다. 심지어 독일의 잡지에서 발표한 통계를 볼 것 같으면 "독일에서 죽는 사람의 25%가 디젤자동차에 의해서 죽는다"라고 했다.

우리는 앞서 다양한 임상 결과를 통해 만성 암질환, 파킨스 질환, 알츠하이머 질환, 류마티스 질환, 관절염 질환 등 거의 대부분의 생활습관병 질환들이 셀레늄을 통해 치료되거나 예방시켜 나갈 수 있는 부분이라는 것을 볼 수가 있었다.

평상시에 셀레늄이 많이 함유 된 식품을 섭취하는 것도 중요하지만 만성 질환, 류마티스, 암 환자 등의 환자에게는 절대적으로 예방, 치료하는 측면에서 필요하고 사용되어야 하는 부분임을 명심해야 한다.

셀레늄의 독성성분 때문에 주저하는 상황이 발생하기도 할 것이다.

하지만 앞서 밝힌 바와 같이 셀레늄이 급성의 독성을 나타내는 것은 섭취량이 10,000㎍정도가 될 때이며, 보통 섭취하는 셀레늄은 체내에 머물러 있는 시간이 짧고 신장을 통해 거의 대부분 배설되고 심지어는 호흡, 땀을 통해서도 배설된다.

즉 한번에 10,000㎍이상 투여하지 않는 한 셀레늄의 부작용은 거의 없다고 보면 되고, 그 밖의 다른 효과에 대한 부분은 전문가와 상의하면 된다.

이미 세계의학과 석학들이 주목하고 있는 셀레늄은 인류의 건강을 위한, 현대의학이 꿈꾸는 생명연장의 가능성을 열어주는 하나의 청신호로 여길수 있다.

아직은 국내에서 생소한 셀레늄에 대해 의학적으로 그 약리적 기능에 대해 소개하는 부분에 있어 부담이 되기도 한다.

그러나 이러한 상황 속에서 이 책을 발간한 이유는 이 책을 통해 셀레늄에 대해 새로운 각도에서 다시 한번 생각해보는 계기가 되었으면

하는 것이고, 앞으로 셀레늄이 전문 경구투여용이나 주사제 등의 의학적 방법으로 활발하게 활용 될 때를 대비하여 좀더 셀레늄에 대한 이해와 지식의 필요성을 절감切感하였기 때문이다.

하지만 그 동안 우리는 이 셀레늄에 대해 너무 무지하고 비관심사였다. 이제는 우리 모두의 관심과 노력이 필요한 시점이다. 그렇지 않는다면 10년 혹은 20년 후 남의 집 잔치를 구경하듯 보고만 있어야 하는 입장에 처해있을지도 모른다.

참고문헌

1. Thomson CD. Assessment of requirements for selenium and adequacy of selenium status: a review. Eur J Clin Nutr 2004;58:391-402.

2. Goldhaber SB. Trace element risk assessment: essentiality vs. toxicity. Regulatory Toxicology and Pharmacology. 2003;38:232-42.

3. Combs GF, Jr and Gray WP. Chemopreventive agents: Selenium. Pharmacol Ther 1998; 79:179-92.

4. McKenzie RC, Rafferty TS, Beckett GJ. Selenium: an essential element for immune function. Immunol Today

1998;19:342-5.

5. Levander OA. Nutrition and newly emerging viral diseases: An overview. J Nutr 1997;127: 948S-50S.

6. Arthur JR. The role of selenium in thyroid hormone metabolism. Can J Physiol Pharmacol 1991;69:1648-52.

7. Corvilain B, Contempre B, Longombe AO, Goyens P, Gervy-Decoster C, Lamy F, Vanderpas JB, Dumont JE. Selenium and the thyroid: How the relationship was established. Am J Clin Nutr 1993;57 (2 Suppl):244S-8S.

8. Longnecker MP, Taylor PR, Levander OA, Howe M, Veillon C, McAdam PA, Patterson KY, Holden JM, Stampfer MJ, Morris JS, Willett WC. Selenium in diet, blood, and toenails in relation to human health in a seleniferous area. Am J Clin Nutr 1991;53:1288-94.

9. Pennington JA and Schoen SA. Contributions of food groups to estimated intakes of nutritional elements: Results from the FDA total diet studies, 1982-91. Int J Vitam Nutr Res 1996;66:342-9.

10. Pennington JA and Young BE. Total diet study nutritional elements. J Am Diet Assoc 1991;91:179-83.

11. U.S. Department of Agriculture, Agricultural Research Service. 2003. USDA National Nutrient Database for Standard

Reference, Release 16. Nutrient Data Laboratory Home Page, http://www.nal.usda.gov/fnic/foodcomp.

12. Institute of Medicine, Food and Nutrition Board. Dietary Reference Intakes: Vitamin C, Vitamin E, Selenium, and Carotenoids. National AcademyPress, Washington, DC, 2000.

13. Bialostosky K, Wright JD, Kennedy-Stephenson J, McDowell M, Johnson CL. Dietary intake of macronutrients, micronutrients and other dietary constituents: United States 1988-94. Vital Heath Stat. 11(245) ed: National Center for Health Statistics, 2002.

14. Zhou BF, Stamler J, Dennis B, Moag-Stahlberg A, Okuda N, Robertson C, Zhao L, Chan Q, Elliott P for the INTERMAP Research Group. Nutrient intakes of middle-aged men and women in China, Japan, United Kingdom, and United States in the alte 1990s: The INTERMAP Study. J of Human Hypertension. 2003;17:623-30.

15. Ellis DR and Salt DE. Plants, selenium and human health. Curr Opin Plant Biol 2003;6:273-9. 16. Combs GF. Food system-based approaches to improving micronutrient nutrition: the case for selenium. Biofactors 2000;12:39-43.

17. Zimmerman MB and Kohrle J. The impact of iron and selenium deficiencies on iodine and thyroid metabolism:

biochemistry and relevance to public health. Thyroid 2002;12:867-78.

18. Beck MA, Levander O, Handy J. Selenium deficiency and viral infection. J of Nutr 2003;133:1463S-67S.

19. Levander OA and Beck MA. Interacting nutritional and infectious etiologies of Keshan disease. Insights from coxsackie virus B-induced myocarditis in mice deficient in selenium or vitamin E. Biol Trace Elem Res 1997;56:5-21.

20. Levander OA. Scientific rationale for the 1989 recommended dietary allowance for selenium. J Am Diet Assoc 1991;91:1572-6.

21. Gramm HJ, Kopf A, Bratter P. The necessity of selenium substitution in total parenteral nutrition and artificial alimentation. J Trace Elem Med Biol 1995;9:1-12.

22. Abrams CK, Siram SM, Galsim C, Johnson-Hamilton H, Munford FL, Mezghebe H. Selenium deficiency in long-term total parenteral nutrition. Nutr Clin Pract 1992;7:175-8.

23. Rannem T, Ladefoged K, Hylander E, Hegnhoj J, Staun M. Selenium depletion in patients with gastrointestinal diseases: Are there any predictive factors Scand J Gastroenterol 1998;33:1057-61

24. Kuroki F, Matsumoto T, Lida M. Selenium is depleted in

Crohn's disease on enteral nutrition. Digestive Diseases 2003;21:266-70.

25. Rannem T, Ladefoged K, Hylander E, Hegnhoj J, Jarnum S. Selenium status in patients with Crohn's disease. Am J Clin Nutr 1992;56:933-7.

26. Bjerre B, von Schenck H, Sorbo B. Hyposelaemia: Patients with gastrointestinal diseases are at risk. J Intern Med 1989;225:85-8.

27. Gartner R, Albrich W, Angstwurm MW. The effect of a selenium supplementation on the outcome of patients with severe systemic inflammation, burn, and trauma. BioFactors 14 2001; 199-204.

28. Berdanier, CD. Advanced Nutrition: Micronutrients. CRC Press 1998; 208-11.

29. 『건강혁명 셀 레 늄』-에드거 N. 드레이크 박사/ 정 안 식 감수, 2003.09.07

30. Selenium and other treatments for secondary Lymphedema, 121 VOLUME 1, NUMBER 2#9632; JULY/AUGUST 2003

31. Albrecht S, Zimmermann T, Ockert D,Oelschlager S, Heinzmann J, SchillingJU: Verhindert Selen die Peroxy-nitritbildung aus NO bei gefaß-chirurgischen Eingriffen Med

Klin1997, 92 (Suppl. III) 10.11

32. Mork H, Al-Taie O, Dreher I, Karvar S,Scheurlen M, Kohrle J, Jakob F: Ex-pression von Selenoproteinen imGastrointestinaltrakt - Implikationen furdie Karzinogenese. In: InFoOnkologie1999; 2: Suppl. 2:12.20

33. Baldew GS, et al.: Int Symp ≫Selenium in Biology and Medicine≪,Abstract, Tubingen 1988.

34. Cheng X, Xu GL: Int Symp ≫Selenium in Biology and Medicine≪,Abstract, Tubingen 1988.

35. Kasseroller R. sodium selenite as prophylaxis against erysipelas in secondary lymphedema. Anticancer Res 1998;18:2227-230.

36. Forceville X, Vitoux D, Gauzit R,Lahilaire P, Combes A, Chappuis P:Plasma selenium decrease atadmission is related to the systemicinflammatory response syndrome andto sepsis. 16th International Symposi-um on Intensive Care and EmergencyMedicine. 19. . 22. Marz 1996,

후기

셀레늄에 관한 지식과 정보는 매우 다양하고 방대하지만 진정 우리가 어떻게 이해하고 접근해야 되는지에 관한 기준이 정해져 있지 않기 때문에 소비자들로 하여금 혼란을 가져오고 있는 것이 현실이다.

독일 등 선진국에서는 셀레늄 열풍이 불고 있다고 하지만 진정 우리나라에서 그 기준이 애매하고 어떤 종류의 셀레늄이 어떻게 대사되고 어떤 치료효과가 있는지 조차도 정해져 있지 않다.

금번 셀레늄의 자료를 정리하는 과정에서 객관적이고 과학적으로 검증된 자료를 토대로 하기 위해 보도자료 및 논문자료를 인용하였고, 질병의 예방과 치료에 있어서 올바른 정보를 주려고 노력하였음을 밝힐 수 있다.

하지만 짧은 기간 동안 많은 자료를 검증하는데 한계가 있었고 다소 미흡한 점이 많은 걸로 생각하고 있지만 셀레늄은 우리 인체의 필수 미량원소이며 물질대사차원에서 접근해야 됨을 알 수 있었다.

물질대사체계를 이해함으로써 대사관계에 연관되는 여러 가지 영양소, 미네랄을 고려할 때 셀레늄의 역할을 이해할 수 있었던 것 같다.

韓 . 獨 생의학 학회는 "인체의 물질대사와 생의학적 메커니즘을 정확히 이해함으로써 이를 토대로 암을 비롯한 각종 만성 질환의 원인을 규명하고 그 원인을 제거한다"는 원칙하에 자료를 정리할 수 있었던 것이다.

치료적 개념보다는 현대의학적 치료와 병행할 수 있는 차원에서 셀레늄의 효능과 가치를 극대화 할 수 있다는 것이 셀레늄의 새로운 평가라고 설명할 수 있다. 짧은 기간 안에 방대한 자료를 정리하는데 도움을 주신 韓 . 獨 생의학 학회 학술부 임원들에게 감사드린다.

아무쪼록 이 책을 통해서 셀레늄을 이해하는데 새로운 계기가 되길 바라고 질병을 예방하고 치료함에 있어서 올바른 판단자료가 될 수 있었으면 하는 마음 간절합니다. 이런 학술적이고 전문적인 생소한 책을 선뜻 출간하여 준 건강신문사에도 깊이 감사드립니다.

2005.12 중순

韓 獨 생의학 학회 편집실